Jiddu Krishnamurti

Der Spiegel der Liebe

HERDER spektrum

Band 5767

Das Buch

Unsere Beziehungen sind der Spiegel für uns selbst: am schönsten, und am schwierigsten, in der Liebe.

„Das ganze Leben ist eine Bewegung innerhalb von Beziehungen und Verbindungen. Es gibt kein lebendes Wesen auf der Erde, das nicht in Beziehung steht. Selbst ein Eremit, der sich an einen einsamen Ort zurückzieht, steht in Verbindung mit der Vergangenheit und in Beziehungen zu seiner Umgebung. Es gibt kein Entrinnen aus Beziehung. In der Beziehung, in der wir uns wie in einem Spiegel selbst sehen, entdecken wir, was wir sind: unsere Reaktionen, Vorurteile, Ängste, Niedergeschlagenheit, Sorgen, Einsamkeit, Kummer, Leid, Schmerz. Wir können auch entdecken, ob wir lieben oder ob es so etwas wie Liebe gar nicht gibt. Wir wollen die Frage von Beziehung untersuchen, weil sie die Grundlage von Liebe ist."

Jiddu Krishnamurti gibt erstaunliche, provozierende, treffende, verständnisvolle Antworten auf Fragen, die wir alle haben: Warum sind Beziehungen kompliziert? – Was ist der Unterschied zwischen Vergnügen und Begehren? – Keuschheit – was ist das? Eine Auswahl aus dem Werk des international bekannten Weisheitslehrers.

Der Autor

Jiddu Krishnamurti (1895–1986) jahrzehntelange Vortragstätigkeit in der ganzen Welt, zahlreiche Veröffentlichungen, wirkte mit dem Ziel, „den Menschen absolut und bedingungslos frei zu machen". Er gründete Schulen in England, Indien und Kalifornien.

Jiddu Krishnamurti

Der Spiegel der Liebe

Begehren, Zärtlichkeit und Keuschheit

Aus dem Englischen von
Wulfing von Rohr

HERDER

FREIBURG · BASEL · WIEN

Die amerikanische Originalausgabe ist unter dem Titel „The Mirror of Relationship: Love, Sex, and Chastity – A Selection of Passages from the Teachings of J. Krishnamurti“ erschienen

Krishnamurti Foundation of America,
P.O. Box 1560, Ojai, California 93024, USA.
E-Mail: kfa@kfa.org. Website: www.kfa.org
Weitere Informationen über J. Krishnamurti
und die weltweiten Krishnamurti-Stiftungen unter
www.jkrishnamurti.org

Deutsche Erstausgabe

www.herder.de
Satz: Barbara Herrmann, Freiburg
Druck und Bindung: fgb · freiburger graphische betriebe 2007
www.fgb.de
Umschlaggestaltung und Konzeption:
R·M·E München / Roland Eschlbeck, Liana Tuchel
Umschlagmotiv: Thomas Jungmann
Autorenfoto by Mark Edwards, © The Krishnamurti Foundation
ISBN 978-3-451-05767-0

Inhalt

Hinweis zur Textauswahl

Die nachfolgenden Texte sind eine thematische Auswahl aus dem Werk Krishnamurtis. Es enthält öffentliche Ansprachen sowie Fragen und Antworten, Gespräche und schriftliche Aufzeichnungen. Krishnamurti sprach immer mit einer solch umfassenden Sichtweise, dass einem längeren Textabschnitt in der Regel seine ganze Vision zugrunde lag. Wer wissen möchte, wie die entsprechenden Aussagen in den Zusammenhang eines längeren Diskurses gestellt wurden, kann sie anhand der Seitenverweise am Ende der Abschnitte im Original der aufgeführten Bücher nachlesen.

Hinweise des Übersetzers zur deutschen Ausgabe

Krishnamurtis Stil ist der eines Gesprächs. Deshalb sind die hier so originalgetreu wie möglich wiedergegebenen Gespräche im Wesentlichen keine Texte, wie sie im entsprechenden Schriftstil speziell für ein Buch verfasst würden. Vielmehr geht Krishnamurti in freier Rede häufig auf immer wieder gleiche Gedanken ein, die er in neuen Nuancen schildert. Sätze werden dabei nicht gebaut und gedrechselt, Krishnamurti lässt vielmehr dem Fluss seiner Inspiration und dem von ihm erspürten Austausch mit den Menschen, die sich um ihn versammelt haben, freien Lauf. Das wurde von den Verwaltern des geistigen Erbes von Krishnamurti in der englischen Vorlage für diese deutsche Ausgabe ausdrücklich so belassen. Deshalb ist dieser Stil auch in der deutschen Übertragung nicht redigiert, „geglättet" oder gekürzt worden. – Ein Hinweis zum englischen Begriff „mind": Je nach Kontext kann „Geist", „Verstand", „Bewusstsein", „Denken" oder „Gemüt" gemeint sein. Dementsprechend wählt die Übertragung einmal diesen, einmal jenen Begriff. Ein Hinweis zum Ausdruck „Beziehung": Krishnamurti hat laut Vorlage überwiegend von Beziehung in der Einzahl als Gattungsbegriff gesprochen; „Beziehungen" in der Mehrzahl taucht als Wort seltener auf. Das wurde in der deutschen Übertragung so belassen, auch wenn es bisweilen etwas ungewöhnlich klingen mag (das ist auch im Englischen der Fall). Zuletzt: Gerade in Indien nach dem Zweiten Weltkrieg hat Krishnamurti hauptsächlich vor reinen Männerversammlungen gesprochen, und so taucht als Anrede oft „meine Herren" auf. Das ist in der Übertragung weitgehend so belassen worden.

Einführung – Ein Gespräch unter zwei Freunden

In ein paar Tagen werden wir unsere Gespräche führen. Wir können diese Gespräche eigentlich schon heute früh beginnen. Wenn Sie jedoch auf etwas beharren und ich auf etwas beharre, wenn Sie an Ihrer Meinung festhalten, an Ihren Überzeugungen und Erfahrungen und an Ihrem Wissen, und ich an meinen, dann wird es kein echtes Gespräch geben können, weil wir beide nicht frei dafür sind, wirklich zu fragen und zu erkunden. Bei einem Gespräch geht es nicht darum, dass wir unsere Erfahrungen austauschen. Es geht dabei überhaupt nicht um Mitteilungen, sondern nur um die Schönheit von Wahrheit, die weder Sie noch ich besitzen können. Sie existiert einfach.

Damit wir uns intelligent unterhalten können, sollte nicht nur die Eigenschaft der Zuneigung vorhanden sein, sondern auch der Bedachtsamkeit. Wissen Sie: Wenn Sie nicht zögern, können Sie auch nichts wirklich untersuchen. Erforschen bedeutet zu zögern, etwas selbst herauszufinden, etwas Schritt für Schritt zu entdecken. Wenn Sie so vorgehen, dann brauchen Sie keinem zu folgen und Sie brauchen auch keine Korrektur oder Bestätigung Ihrer Entdeckungen zu erbitten. Das verlangt jedoch ein hohes Maß an Intelligenz und Sensibilität.

Ich hoffe nicht, dass ich Sie durch das, was ich gesagt habe, davon abhalte, Fragen zu stellen! Es sollte zwischen uns so sein, wie wenn sich zwei Freunde unterhalten. Wir beharren auf nichts und versuchen auch nicht, den anderen zu überzeugen oder zu dominieren. Vielmehr sprechen wir freundlich miteinander, in einer umgänglichen Atmosphäre, und versuchen, etwas zu entdecken. Und mit einer solchen geistigen Einstellung werden wir Dinge entdecken, aber ich versichere Ihnen, dass es nicht wichtig ist, was wir entdecken. Wesentlich ist, dass wir überhaupt etwas entdecken und danach weitergehen. Es ist abträglich, bei dem zu bleiben, was man entdeckt hat, denn dann ist Ihr Geist verschlossen, am Ende. Wenn Sie jedoch im Augenblick loslassen, was Sie gerade entdeckt haben, dann können Sie wie ein Strom fließen, wie ein Fluss, der überreichlich Wasser führt.

Collected Works, Vol. XV, S. 245

1. Leben: Bewegung im Rahmen von Beziehungen

Entdecken, wer wir wirklich sind – Konditionierung – Wir brauchen ein neues Instrument, um unsere menschlichen Probleme zu lösen – Beziehungen sind ein Spiegel, in dem wir uns sehen, wie wir wirklich sind – Worin besteht unsere Beziehung zu anderen eigentlich? – Bindung, Sicherheit und Vergnügen – Warum Menschen durch Bilder leben.

Wir sind ins Gespräch vertieft. Wir spazieren eine Allee hinunter, es ist angenehm schattig, und die Vögel singen. Wir setzen uns und sprechen über das ganze Problem der menschlichen Existenz, das vielschichtig und schwierig ist. Wir versuchen nicht, uns gegenseitig zu überzeugen oder irgendwie zu veranlassen, einen anderen Standpunkt einzunehmen. Wir versuchen nicht, dem anderen etwas zu beweisen oder kluge Argumente vorzutragen, und wir beharren auch nicht dogmatisch auf unseren eigenen Meinungen und Vorurteilen, sondern wir wollen die Welt um uns ansehen, wie sie ist, und auch die Welt in uns selbst.

Viele Bücher sind über die Welt geschrieben worden – über Umwelt, Gesellschaft, Politik, Wirtschaft und so weiter. Aber nur sehr wenige haben sich die Mühe gemacht, darauf einzugehen, wer der Mensch wirklich ist.

Warum verhalten sich Menschen, wie sie es tun? Warum töten Menschen einander, warum stecken sie ständig in Schwierigkeiten, warum ordnen sie sich dieser oder jener Autorität unter? Warum folgen sie einem Buch, einer Person, einem Ideal, und haben keine richtige Beziehung zu ihren Freunden, ihren Ehepartnern, ihren Kindern? Warum sind Menschen nach so vielen Jahrtausenden so vulgär und so brutal geworden, so völlig ohne jede Rücksicht, ohne Mitgefühl, ohne Achtung für einander, und warum leugnen sie die Liebe? Seit Tausenden und Tausenden von Jahren lebt der Mensch mit Kriegen. Wir versuchen gerade, den

Atomkrieg zu vermeiden, aber wir werden nie Kriege an sich verhindern. Es gibt nirgendwo in der Welt Demonstrationen gegen den Krieg an sich, es sind immer Demonstrationen gegen bestimmte Kriege. Und diese Kriege setzen sich fort – Menschen werden ausgebeutet und unterdrückt, und der Unterdrücker wird eines Tages auch zum Unterdrückten.

Das ist der Kreislauf der menschlichen Existenz: Sorgen, Einsamkeit, das starke Gefühl der Niedergeschlagenheit, wachsende Angst, der völlige Mangel an Sicherheit. Es gibt in der Gesellschaft insgesamt oder mit Menschen, die uns nahe stehen, keine Beziehung, in der es nicht zum Streit kommt, zum Konflikt, zum Kampf, zur Unterdrückung und so weiter. So ist die Welt, in der wir leben und die Sie alle sicher kennen.

Wir sagten gestern: Betrachten Sie sich die Tätigkeit des Denkens, denn wir leben aufgrund des Denkens. Alle unsere Handlungen beruhen auf Gedanken, alle unsere Pläne und Bemühungen basieren auf dem Denken – auf unseren Meditationen, religiösen Verrichtungen, Gebeten. Das Denken hat die Aufsplitterung in Nationalitäten hervorgebracht, die Kriege erzeugen, genauso wie die Trennungen der Religionen als Juden, Muslime, Christen, Hindus, Buddhisten und so fort. Das Denken hat die Welt nicht nur geographisch geteilt, sondern auch psychologisch, innerlich.

Der Mensch ist fragmentiert, in viele Teile zerbrochen, nicht nur auf der psychologischen und mechanischen Ebene des Seins, sondern auch in seiner beruflichen Tätigkeit. Als Professor haben Sie Ihren eigenen kleinen Kreis, in dem Sie leben. Wenn Sie Geschäftsmann sind und damit zu tun haben, Geld zu machen, oder wenn Sie Politiker sind, leben Sie in einem jeweils anderen Gebiet. Und wenn Sie jemand sind, der religiös ist in dem Sinne, wie der Begriff meist verwendet wird – dass Sie Rituale vollziehen, meditieren, ein Idol anbeten und so fort –, dann führen Sie ebenfalls ein fragmentiertes Leben. Jedes Bruchstück des Lebens besitzt seine eigene Energie, hat seine eigene Kraft, seine eigene Wirkung, und jedes Teil spielt auch darin eine Rolle, den anderen Teilen zu widersprechen. Das alles müssen Sie wissen. Diese Aufsplitterung – äußerlich, geographisch, religiös, national, und die Getrenntheit zwischen Ihnen und anderen Menschen – ist eine große Verschwendung an Energie. Das ist ein Konflikt: Wir verschwenden unsere Energie, wir streiten, sondern uns ab, jeder verfolgt seine eigenen Interessen, jeder strebt nach irgendetwas, verlangt nach persönlicher Sicherheit und so weiter.

Jede Handlung verbraucht Energie, alles Denken erfordert Energie. Die Verschwendung von Energie besteht in ihrer fortwährenden Fragmentierung. Wenn sich eine Energie gegen die andere richtet, wenn eine Aktion der anderen widerspricht, wenn man eine Sache sagt und eine andere tut – was offensichtlich eine heuchlerische Form von Lebensführung ist –, dann wird dabei Energie verschwendet. Alle solche Handlungen müssen notwendigerweise den Geist, das Gehirn prägen. Wir sind konditioniert, Hindu zu sein, Buddhist, Muslim, Christ, mit all dem Aberglauben und den Glaubensmustern, die dazu gehören. Wir sind zweifellos geprägt. Es gibt keinen Zweifel daran, dass wir geprägt sind – religiös, politisch, geographisch.

Solange es keine Freiheit von Konditionierungen gibt, Freiheit von der Tätigkeit des Denkens, die solche großen Probleme erzeugt, können diese Schwierigkeiten unmöglich gelöst werden. Wir brauchen ein neues Instrument, um unsere menschlichen Probleme zu lösen, und wir werden darauf im Verlauf unseres Gesprächs eingehen. Aber es ist nicht Sache des Redners, Ihnen zu sagen, was die neue Qualität dieses Instruments ist; das muss jeder für sich herausfinden. Deshalb müssen wir zusammen darüber nachdenken, wenn wir das können. Wir alle müssen fühlen, forschen, fragen, zweifeln und über all diese Dinge nachdenken, die der Mensch geschaffen hat, über all das, was Barrieren zwischen uns errichtet.

Wir menschlichen Wesen, die auf dieser wunderschönen Erde leben, die langsam zerstört wird, die auf einer Erde leben, die unsere Erde ist – keine indische Erde, oder englische, amerikanische oder deutsche: wir müssen intelligent leben, glücklich. Das ist aber anscheinend nicht möglich, weil wir geprägt sind. Diese Prägung ist wie bei einem Computer: wir sind programmiert. Wir sind programmiert, Hindus zu sein oder Muslime oder Christen, Katholiken, Protestanten … Seit 2000 Jahren ist die christliche Welt programmiert, und das Gehirn ist wie ein Computer konditioniert worden. Unser aller Gehirn ist also stark geprägt, und wir überlegen, ob es überhaupt möglich ist, sich von dieser Prägung zu befreien. Wenn wir nicht total und vollständig von dieser Begrenzung frei sind, hat die Suche nach diesem neuen Instrument – das nicht das Denken ist – keinerlei Bedeutung.

Man muss erst einmal ganz nah bei sich anfangen, um sehr weit zu gehen. Wir wollen immer so weit nach vorne gehen, ohne den ersten Schritt zu machen; und vielleicht ist der erste auch der letzte Schritt. Verstehen wir uns gegenseitig, kommunizieren wir miteinander, oder spreche ich zu mir selbst? Wenn ich zu mir selbst spreche, kann ich allein in meinem Zimmer bleiben. Wenn wir uns jedoch unterhalten, wenn wir ein Gespräch miteinander führen, dann hat das eine Bedeutung – wenn wir uns auf derselben Ebene begegnen, mit derselben Intensität, zur selben Zeit. Das ist Liebe. Das ist echte, tiefe Freundschaft. Für mich ist dies kein Vortrag im üblichen Sinne des Wortes. Wir sitzen vielmehr beisammen und versuchen, menschliche Probleme zu erörtern und zu lösen. Das bedarf tiefer Überlegungen, weil menschliche Probleme sehr, sehr komplex sind. Man braucht die Eigenschaft der Geduld, die nichts mit Zeit zu tun hat. Wir warten alle ungeduldig darauf, dass es weiter geht, und wollen schnell etwas gesagt bekommen. Wenn Sie indes Geduld haben, das heißt, wenn Sie nicht versuchen, etwas zu erreichen, an irgendein Ziel zu gelangen, dann überlegen Sie Schritt für Schritt.

Wir haben gesagt, dass wir programmiert sind. Unser menschliches Gehirn folgt einem mechanischen Prozess. Unser Denken ist ein materieller Prozess, und unsere Gedanken sind so geprägt, dass wir als Buddhist, Hindu, Christ und so fort denken. Es gibt Menschen, die meinen, dass es unmöglich sei, sich von diesen Prägungen zu befreien, weil sie sich fragen, wie ein Geist, der über so viele Jahrhunderte hinweg konditioniert worden ist, so frei gemacht werden kann; wie das menschliche Gehirn so ungewöhnlich rein, ursprünglich und auf unendliche Weise fähig werden kann. Viele Menschen begnügen sich damit, die Prägung etwas zu verändern. Wir sagen jedoch, dass man die Prägung untersuchen kann, dass man sie betrachten kann, und dass man sich von dieser Programmierung vollständig befreien kann. Um herauszufinden, ob das möglich ist oder nicht, müssen wir unsere Beziehung untersuchen.

Beziehung ist der Spiegel, in dem wir uns selbst so sehen, wie wir sind. Alles Leben ist eine Bewegung im Rahmen von Beziehungen. Es gibt kein lebendes Wesen auf der Erde, das nicht mit anderem in Beziehung steht. Sogar ein Eremit, ein Mensch, der sich an einen einsamen Ort zurückzieht, steht in Beziehung zu seiner Vergangenheit und zu den Lebewesen um ihn herum. Aus Beziehung gibt es kein Entkommen. In der Beziehung, die ein Spiegel ist, in dem wir uns selbst sehen können, können wir entdecken, was wir sind – unsere Reaktionen, unsere Vorurteile, Ängste, Depressionen, Sorgen, Einsamkeit, Kummer, Leid, Trauer. Wir können auch entdecken, ob wir lieben oder ob es so etwas wie Liebe nicht gibt. Wir werden uns also mit dieser Frage nach Beziehung beschäftigen, weil sie die Grundlage von Liebe ist. Beziehung ist das Einzige, was wir jetzt gemeinsam haben. Wenn Sie nicht die richtige Beziehung finden, wenn Sie Ihr eigenes, eng begrenztes Leben führen, getrennt von Ehepartner, Freunden und so fort, dann wird diese isolierte Existenz ihre eigene Zerstörung mit sich bringen.

Beziehung ist das allerwichtigste im Leben. Wenn wir Beziehung nicht verstehen, können wir unmöglich eine neue Gesellschaft erschaffen. Wir wollen genau erforschen, was Beziehung ist – warum Menschen in ihrem langen Leben nie eine Beziehung haben, in der es weder Unterdrückung noch Besitzansprüche gibt, weder falsche Bindung noch Widerstreit und so weiter. Warum gibt es immer diese Spaltung – Mann, Frau; wir und sie? Lassen Sie uns gemeinsam darüber nachdenken. Diese Überlegung kann intellektuell sein oder nur verbal, aber dann hat eine solche, lediglich mentale Überlegung keinerlei Wert; sie ist dann nur eine Idee, ein Konzept. Wenn Sie jedoch Ihre Beziehung als Ganzes betrachten, dann können Sie vielleicht die Tiefe und die Schönheit und die Qualität von Beziehung sehen und spüren, was es heißt, in Beziehung zu stehen. Stimmt das? Können wir weiter gehen? Wir fragen: Was ist eigentlich die gegenwärtige Beziehung, die wir miteinander haben – nicht theoretisch, nicht sinnlich, nicht idealistisch, was ja alles nicht real ist, sondern die tatsächliche tägliche Beziehung zwischen Mann und Frau? Haben wir überhaupt eine Beziehung? Es gibt die biologische Beziehung: unsere Beziehung ist sexuell, genussvoll. Unsere Beziehung ist besitzergreifend und bindend und zeigt noch andere Formen von Aufdringlichkeit.

Was ist Bindung? Warum haben wir ein solch enormes Bedürfnis nach Bindung? Was sind die Folgen von Bindung? Warum ist man gebunden? Wenn Sie mit etwas oder jemandem verbunden sind, wenn Sie gebunden sind, dann besteht immer auch die Angst, die Bindung zu verlieren. Es gibt dann auch immer ein Gefühl der Unsicherheit. Bitte beobachten Sie das selbst. Es gibt bei dieser Art von Bindung immer auch ein Wahrnehmen der Getrenntheit. Ich bin an meine Frau gebunden. Ich bin mit ihr verbunden, weil sie mir sexuelle Freude bereitet, weil sie meine Gefährtin ist. Sie wissen das alles selbst, ich brauche es Ihnen nicht zu sagen. Ich bin also an sie gebunden – und das heißt, dass ich eifersüchtig bin und voller Ängste. Wo es Eifersucht gibt, gibt es Hass. Ist Bindung Liebe? Das ist ein Punkt, den wir in unserer Beziehung beachten sollten.

Dann hat sich jeder auch in der Beziehung im Verlauf der Jahre ein Bild vom anderen gemacht, ein Image. Diese Bilder, die Menschen voneinander geschaffen haben, sind die wirkliche Beziehung. Ein Mann und eine Frau schlafen vielleicht miteinander, aber es bleibt die Tatsache, dass er ein Bild von ihr und sie ein Bild von ihm hat. Wie kann es in dieser Beziehung von Images eine wirkliche, eine faktische Beziehung miteinander geben? Wir alle machen uns seit unserer Kindheit Bilder von uns selbst und anderen. Und es ist eine sehr ernste Frage, wenn wir überlegen: Können wir ohne ein Image in unseren Beziehungen leben?

Wenn jemand öffentlich spricht, haben Sie sicher alle ein Bild vom Redner, nicht wahr? Offensichtlich haben Sie das. Warum? Sie kennen den Redner nicht, Sie kennen ihn nicht wirklich. Er sitzt auf einem Podium, er spricht, aber Sie haben keine Beziehung zu ihm, weil Sie ein Image von ihm haben. Sie haben sich ein Bild geschaffen und Sie haben auch Ihre eigenen Bilder von sich selbst. Sie haben so viele Bilder von Politikern, Geschäftsleuten, Gurus, von diesem und jenen. Kann man überhaupt ohne ein einziges Bild leben, ohne eine einzige bildhafte Vorstellung? Ein Image kann die Schlussfolgerung über die eigene Frau sein, ein Image kann ein Bild sein, ein sexuelles Bild, ein Bild von einer besseren Beziehung … Warum haben Menschen eigentlich überhaupt Bilder? Bitte stellen Sie sich diese Frage selbst. Wenn Sie sich ein Bild von einem anderen machen, dann gibt Ihnen dieses Bild das Gefühl von Sicherheit.

Liebe ist nicht Denken. Liebe ist nicht Verlangen, nicht Vergnügen. Liebe ist nicht die Bewegtheit von Bildern, und so lange Sie Bilder voneinander haben, ist keine Liebe da. Wir fragen also: Ist es möglich, ein Leben ohne jegliches Bild zu führen? Nur dann haben Sie eine Beziehung miteinander. Sonst besteht ihr Leben aus zwei parallelen Linien, die nebeneinander herlaufen und sich nie begegnen – außer sexuell. Der Mann geht ins Büro, voller Ehrgeiz und Neid auf andere, er versucht eine Stellung in der Wirtschaft, in der religiösen Welt, in der Berufswelt zu erreichen. Und die moderne Frau geht auch ins Büro. Sie treffen sich zu Hause, um Kinder zu zeugen. Es kommt dann das ganze Problem der Verantwortung dazu, das Problem der Erziehung wie auch der völligen Gleichgültigkeit. Es kann dazu kommen, dass es keine Rolle spielt, was und wer Ihre Kinder sind und was mit ihnen passiert. Sie möchten, dass sie so sind wie Sie selbst – gut verheiratet, mit einem Haus, einem Job und so fort. Stimmt das? Das ist unser Leben, unser Alltag, und es ist ein wirklich kummervolles Leben.

Wenn man also die Frage stellt, warum Menschen mit und aufgrund von Bildern leben – alle Ihre Götter sind ein Bild, der christliche Gott, der muslimische Gott, Ihr persönlicher Gott –, werden Sie feststellen, dass die Bilder vom Denken erzeugt werden, und Denken ist unsicher und voller Angst. Es gibt keine Sicherheit in den Dingen, die das Denken zusammen gefügt hat. Ist es dann möglich, in unserer Beziehung frei von solcher Konditionierung zu sein? Dazu gehört, im Spiegel der Beziehung aufmerksam, genau, beharrlich zu beobachten, worin unsere Reaktionen bestehen. Sind sie mechanisch, bestimmt von Gewohnheiten und dem, was man herkömmlicher Weise macht? In diesem Spiegel entdecken Sie tatsächlich, wer Sie sind. Beziehung ist außerordentlich wichtig.

Wir überlegen weiter, was es bedeutet zu beobachten. Wie beobachten Sie sich selbst im Spiegel der Beziehung? Was heißt es zu beobachten? Es ist dies eine wesentliche Sache, die man herausfinden muss. Was bedeutet es zu schauen, zu blicken? Wenn Sie einen Baum ansehen, der die schönste Sache auf der Erde ist, eines der schönsten Dinge auf der Erde, wie blicken Sie ihn an? Schauen Sie ihn je an? Sehen Sie sich den Neumond je an – die

Gestalt des neuen Mondes, die so zierlich und so frisch ist, so jung? Haben Sie das je angeschaut? Können Sie ihn ansehen, ohne das Wort *Mond* zu gebrauchen? Interessiert Sie das alles überhaupt? Ich fahre fort wie ein Fluss, der immer weiter fließt. Sie sitzen am Ufer des Flusses und blicken ihn an, aber Sie werden nie jemals zum Fluss, wenn Sie am Fluss keinen Anteil nehmen, wenn Sie sich nicht auf die Schönheit der Bewegung einlassen, die keinen Anfang und kein Ende hat.

Überlegen Sie also bitte, was es bedeutet zu beobachten. Wenn Sie einen Baum oder einem Mond oder etwas außerhalb Ihrer selbst beobachten, dann verwenden Sie immer das entsprechende Wort – der Baum, der Mond. Können Sie den Mond oder den Baum anblicken, ohne ihn zu benennen, ohne das Wort zu verwenden, um ihn zu identifizieren? Können Sie schauen, ohne das Wort, ohne den Inhalt des Wortes, ohne das Wort mit dem Baum oder der Sache zu identifizieren, die Sie anblicken? Können Sie nun Ihre Frau, Ihren Mann, Ihre Kinder ansehen, ohne die Worte „meine Frau", „mein Mann", „meine Kinder" zu benutzen? Ohne irgendein Bild? Haben Sie das schon einmal versucht?

Wenn Sie beobachten und schauen ohne ein Wort, ohne Namen, ohne das Image oder die Form, die Sie sich von ihr oder ihm erzeugt haben, dann gibt es in dieser Beobachtung keine Mitte, aus der heraus Sie schauen. Finden Sie heraus, was dann passiert. Das Wort ist Denken. Denken entsteht aus Erinnerung. Sie haben also Gedächtnis, Wort, Denken, Bild, die sich zwischen Sie und den anderen Menschen stellen. Nicht wahr? Aber im Schauen, im Beobachten gibt es kein Denken. Im Wesen von Beobachten – seiner wahren Bedeutung – gibt es kein Denken; da gibt es kein Zentrum eines „Ichs", das „dich" anschaut. Da ist nur echte Beziehung, wahre Beziehung miteinander. In ihr liegen die Fähigkeit zu lernen und die Eigenschaft einer bestimmten Schönheit, einer gewissen Feinfühligkeit.

Mind Without Measure, S. 76–81

2. Wie Bilder voneinander entstehen

Beziehung mit einem anderen ist nur möglich, wenn kein Image besteht – ein Image, ein Bild vermittelt Sicherheit – Können wir beobachten, ohne dass diese ganze Gedächtnismaschinerie läuft? – Zwischen Bildern gibt es keine Liebe – Richtige Beziehung zu begründen bedeutet, Images zu zerstören – Wenn wir die Maschinerie verstehen, hört das Bild auf zu bestehen.

Haben Sie je Ihre Frau oder Ihren Mann oder Ihre Kinder oder Ihren Nachbarn oder Ihren Chef oder irgendeinen Politiker richtig angeblickt? Wenn Sie das getan haben: was haben Sie gesehen? Sie haben das Bild angesehen, das Sie von einer Person haben, das Image Ihrer Politiker, des Ministerpräsidenten, Ihres Gottes, Ihrer Frau, Ihrer Kinder. Und dieses Image ist durch Ihre Beziehung erzeugt worden oder durch Ihre Ängste oder durch Ihre Hoffnungen. Die sexuellen und anderen Freuden, die Sie mit Ihrer Frau, mit Ihrem Mann geteilt haben, der Ärger, die Schmeichelei, die Bequemlichkeit und alle die Dinge, die Ihr Familienleben mit sich bringt – und das kann doch ein ziemlich tödliches Leben sein –, haben ein Bild von Ihrer Frau oder Ihrem Mann geschaffen. Das ist das Image, das und mit dem Sie sehen. Entsprechend hat auch Ihre Frau oder Ihr Mann ein Bild von Ihnen. Die Beziehung zwischen Ihnen und Ihrer Frau oder Ihrem Mann genauso wie zwischen Ihnen und dem Politiker ist in Wahrheit die Beziehung zwischen beiden Bildern – nicht wahr? Das ist eine Tatsache. Wie können zwei Bilder, die das Ergebnis von Denken, Vergnügen und so fort sind, irgendeine Zärtlichkeit oder Liebe beinhalten?

Die Beziehung zwischen zwei Individuen, seien sie einander nun sehr nah oder eher weit entfernt, ist eine Beziehung von Bildern, Symbolen und Erinnerungen. Wie kann darin echte Liebe sein? Verstehen Sie die Frage? *Collected Works*, Vol. XVII, S. 112–113

Eine Beziehung zu einem Anderen ist nur möglich, wenn es kein Bild gibt

Stehen wir also jemals in Beziehung zu einem anderen Menschen, oder gibt es nur eine Beziehung zwischen zwei Bildern, die beide sich voneinander gemacht haben? Ich habe ein Image von Ihnen, und Sie haben ein Image von mir. Ich mache mir ein Bild von anderen als meine Frau oder mein Mann oder was es sein mag, und Sie machen sich Ihrerseits ein Bild. Die Beziehung besteht zwischen diesen beiden Bildern; sonst ist da nichts. Eine Beziehung zu einem Anderen ist nur möglich, wenn es kein Bild gibt. Wenn ich Sie ansehen kann und Sie mich anblicken können ohne ein Bild aus der Erinnerung, ohne frühere Beleidigungen oder was immer, dann gibt es eine Beziehung. Aber das Wesen des Beobachters ist das Bild, nicht wahr? Mein Bild betrachtet Sie, und was Beziehung genannt wird, besteht nur zwischen diesen beiden Bildern. In Wahrheit gibt es diese Beziehung nicht – weil beides nur Bilder sind. In Beziehung zu stehen bedeutet, in Kontakt zu sein. Kontakt ist etwas Direktes, etwas Unmittelbares. Dazu ist ein hohes Maß an Aufmerksamkeit, an Bewusstheit notwendig, dass ich jemand anderen ansehe ohne das Bild, das ich von dieser Person habe, ohne das Image, das aus meinen Erinnerungen an diese Person gebildet wurde – wie sie mich vielleicht beleidigt oder erfreut hat, oder was immer. Nur wenn es keine Bilder zwischen zwei Menschen gibt, gibt es eine Beziehung.

Collected Works, Vol. XVII, S. 7

Schauen bedarf der Stille

Wenn Sie eine Blume ansehen, wird jeder Gedanke über die Blume verhindern, dass Sie sie wirklich sehen. Die Worte *Rose*, *Veilchen*, *diese Blume*, *jene Blume*, *es handelt sich um diese Sorte*, halten Sie davon ab, wirklich zu beobachten. Um schauen zu können, darf es keine

Störung durch das Wort geben; Worte sind die Objektivierung von Gedanken. Man muss frei vom Wort sein. Und um schauen zu können, bedarf es der Stille, sonst können Sie nicht wirklich sehen. Wenn Sie Ihre Frau oder Ihren Mann anblicken, werden alle Erinnerungen an Freude oder Leid das Schauen stören. Nur wenn Sie ohne ein Bild schauen, entsteht eine Beziehung. Ihr verbales Bild und das verbale Image des Anderen können keine Beziehung zueinander haben. Sie existieren nicht.

Collected Works, Vol. XVII, S. 35–36

Warum haben wir Bilder von uns selbst?

Um die volle Bedeutung von Beziehung untereinander zu verstehen, gleich wie nah wir uns stehen oder wie weit wir entfernt sind, müssen wir anfangen zu verstehen, warum das Gehirn Bilder erschafft. Wir haben Bilder von uns selbst und von anderen. Warum hat jeder ein bestimmtes Image und identifiziert sich mit diesem Image? Ist dieses Bild notwendig, vermittelt es ein Gefühl von Sicherheit? Bewirkt das Image nicht vielmehr die Spaltung, die Trennung von Menschen?

Wir müssen unsere Beziehung zu Frau, Mann oder Freund genau betrachten. Sehen Sie genau hin, versuchen Sie nicht, dem genauen Blick aus dem Weg zu gehen, wischen Sie das nicht beiseite. Lassen Sie uns gemeinsam überlegen und herausfinden, warum Menschen in der ganzen Welt diese außerordentliche Maschinerie haben, die Bilder, Symbole und Muster erzeugt. Findet man in diesen Mustern, Symbolen und Bildern große Sicherheit?

Wenn Sie richtig beobachten, werden Sie feststellen, dass Sie ein Image von sich selbst haben, ein Bild von Überheblichkeit, das arrogant ist, oder das Gegenteil. Oder Sie haben eine Menge an Erfahrungen gesammelt, viel Wissen erworben, und das führt von sich aus zu einem Image, dem Image des Experten. Warum machen wir uns Bilder von uns selbst? Diese Bilder trennen Menschen voneinander. Wenn Sie ein Image von sich haben als Schweizer, Engländer oder Franzose und so weiter, dann verzerrt dieses Image nicht nur Ihren Eindruck von Menschen, sondern es trennt Sie auch von Anderen. Und wo es Trennung gibt, Spaltung, da muss Konflikt entstehen – wie es auf der ganzen Welt ständig Konflikte gibt, Araber gegen Israelis, Muslime gegen Hindus, eine christliche Kirche gegen die andere. Trennungen zwischen Nationen, wirtschaftliche Teilungen, all das resultiert aus Images, Konzepten, Vorstellungen, und das Gehirn klammert sich an diesen Bildern fest – warum?

Liegt das an unserer Erziehung, weil in unserer Kultur das Individuum am wichtigsten ist und die kollektive Gesellschaft etwas ganz anderes als das Individuum ist? Das ist Teil unserer Kultur, Teil unserer religiösen Erziehung und unserer täglichen Prägung. Wenn man sich ein Bild von sich selbst als Brite oder Amerikaner macht, dann gibt dieses Bild ein gewisses Gefühl von Sicherheit. Das ist ziemlich offensichtlich. Nachdem man sich dieses Image von sich selbst geschaffen hat, wird es sehr stabil; in diesem Image versucht man, Sicherheit zu finden, Schutz, eine Form von Widerstand. Wenn man in Beziehung zueinander steht, egal wie leicht oder tiefgründig, egal ob seelisch oder körperlich, dann entsteht eine Verhaltensweise, die auf einem Bild beruht. Wenn man verheiratet ist oder in einer engen Beziehung zu jemandem steht, bildet sich im Alltagsleben ein Image. Ob man sich erst eine Woche oder schon zehn Jahre lang kennt, es bildet sich das Image von der anderen Person langsam, Schritt für Schritt. Erinnerungen an jede Reaktion tragen zum Bild bei, das man sich vom anderen macht. Es wird im Gehirn gespeichert, so dass die Beziehung – sei sie nun körperlich oder seelisch – in Wirklichkeit zwischen zwei Bildern stattfindet, dem eigenen und dem des anderen.

Indem ich davon rede, sage ich hier nichts, was extravagant oder exotisch oder phantastisch ist. Ich weise nur darauf hin, dass diese Bilder bestehen. Sie sind da – und man kann sich gegenseitig nie vollständig kennen. Menschen sind verheiratet oder befreundet, aber sie kennen und verstehen einander nie ganz. Man glaubt, man kennt einander, weil man während des Zusammenlebens mit dem Anderen Erinnerungen an unterschiedliche Begebenheiten angesammelt hat, Irritationen und all die Ereignisse im Alltag. So wie der andere seinerseits Reaktionen erlebt hat – und in seinem Gehirn Bilder gespeichert hat. Diese Bilder spielen eine enorm wichtige Rolle im Leben.

Anscheinend sind nur sehr wenige unter uns frei von jeglicher Form von Bildern. Die Freiheit von Bildern ist echte Freiheit. In dieser Freiheit gibt es keine Trennung, die durch Images bewirkt wird. Wenn man ein Hindu ist, der in Indien geboren wurde, mit all den Prägungen, denen man dort unterworfen ist, den Konditionierungen durch die Rasse oder eine bestimmte Gruppe mit ihrem Aberglauben oder religiösen Überzeugungen, Dogmen und Ritualen – die gesamte Struktur dieser Gesellschaft: dann lebt man mit diesem Komplex von Bildern, die einen geprägt haben. Und so viel man auch über Bruderschaft, Einheit, Ganzheit sprechen mag, sind das alles leere Worte, die keine tatsächliche Bedeutung im Alltag haben. Wenn man sich jedoch von all diesen aufgezwungenen Prägungen befreit, von der Konditionierung durch den ganzen abergläubischen Unfug, dann zerbricht man das Image. Und so ist es auch in der Beziehung, wenn man verheiratet ist oder mit jemandem zusammen lebt, möglich, überhaupt kein Image zu erzeugen – Ereignisse, die in der Beziehung schön oder leidvoll sind, nicht aufzuzeichnen, weder die Beleidigung noch das Kompliment zu speichern, weder die Ermunterung noch die Entmutigung.

Ist es wirklich möglich, überhaupt nichts zu speichern? Wenn das Gehirn ständig alles aufzeichnet, was passiert, dann ist es nie frei und bereit, still zu sein, es kann dann nie zur Ruhe kommen, friedvoll werden. Wenn die Maschinerie des Gehirns die ganze

Zeit arbeitet, dann wird es müde und erschöpft. Das ist offensichtlich. Das passiert in der Beziehung untereinander – egal, um welche Art von Beziehung es sich handelt –, und wenn es eine ständige Aufzeichnung von Allem gibt, dann fängt das Gehirn langsam an, müde zu werden und zu verwelken. Das ist dann im Grunde genommen das Alter.

Bei unserer Untersuchung gelangen wir also zu dieser Frage: Ist es in unseren Beziehungen, mit all ihren Reaktionen und Verästelungen, überhaupt möglich, sich nicht zu erinnern? Dieses Sich-Erinnern und Aufzeichnen geht die ganze Zeit vonstatten. Wir fragen uns, ob es möglich ist, nicht alle Dinge zu speichern, sondern nur das aufzuzeichnen, was absolut notwendig ist. In gewisser Weise ist es notwendig aufzuzeichnen. Man muss zum Beispiel all das speichern, was notwendig ist, um Mathematik zu lernen. Wenn ich Ingenieur werden will, muss ich mir all die Formeln einprägen, die mit Strukturen zu tun haben, und so fort. Wenn ich Physiker sein möchte, muss ich mir einprägen, was zu diesem Thema bereits erforscht worden ist. Wenn ich lernen will, ein Auto zu fahren, muss ich mir Dinge einprägen.

Aber ist es in unseren Beziehungen überhaupt notwendig, sich seelisch, innerlich, Dinge einzuprägen? Ist die Erinnerung an frühere Ereignisse Liebe? Wenn ich meiner Frau sage: „Ich liebe dich“, entspringt das dann einer Erinnerung an all die Dinge, die wir gemeinsam erlebt haben, an die Erlebnisse, Herausforderungen und Auseinandersetzungen, die im Gehirn aufgezeichnet und gespeichert sind? Ist diese Erinnerung tatsächlich Liebe?

Ist es also möglich, frei zu sein und überhaupt nichts auf der seelischen Ebene aufzuzeichnen? Das ist nur möglich, wenn es vollständige Aufmerksamkeit gibt. Wenn umfassende wache Bewusstheit besteht, gibt es keine Aufzeichnungen. Ich weiß nicht, warum wir Erklärungen wollen oder warum unsere Gehirne nicht rasch genug arbeiten, um diese ganze Sache sofort zu begreifen, zu erfassen. Wie kommt es, dass wir nicht die Wahrheit dessen sehen und diese Wahrheit arbeiten lassen, um reinen Tisch zu machen und ein Gehirn zu haben, das auf der psychischen Ebene nichts speichert? Aber die meisten Menschen sind bequem und behäbig, sie ziehen es vor, in ihren alten Mustern zu leben, in ihren speziellen Gedankenmustern. Alles Neue weisen sie zurück, weil sie meinen, dass es viel besser sei, mit dem zu leben, was sie kennen, als mit dem, was ihnen noch unbekannt ist. Im Altbekannten steckt Sicherheit – zumindest meinen sie, dass dort Sicherheit und Schutz sei –, also fahren sie damit fort, im Feld dessen, was ihnen vertraut ist, zu wiederholen, zu arbeiten und zu kämpfen. Können wir ohne den ganzen Prozess und ohne die Maschinerie des funktionierenden Gedächtnisses beobachten, schauen?

The Network of Thought, S. 40–43

Echte Beziehung zu begründen heißt, das Image zu zerstören

Es gibt keine Liebe zwischen zwei Bildern. Wie kann ich Sie lieben und wie können Sie mich lieben, so lange Sie ein Image von mir haben, so lange Sie sich Vorstellungen von mir machen? Wenn ich Sie verletzt habe, wenn ich Sie unter Druck gesetzt habe, wenn ich ehrgeizig gewesen bin, clever und mich vor Sie gesetzt habe, wie können Sie mich lieben? Wie kann ich Sie lieben, wenn Sie meine Stellung gefährden, meine Arbeit, wenn Sie mit meiner Frau davonlaufen? Wenn Sie einem Land angehören und ich einem anderen, wenn Sie Mitglied einer Sekte sind – Hinduismus oder Buddhismus oder Katholizismus oder sonst etwas – und ich ein Muslim bin: wie können wir uns dann lieben? So lange es keine radikale Transformation in der Beziehung gibt, kann unmöglich Frieden existieren. Wenn Sie zum Mönch werden oder zum Sannyasin oder in die Berge weglaufen, werden Sie damit noch nicht Ihre Probleme lösen, denn wo immer Sie auch leben, ob in einem

Kloster oder in einer Höhle oder in den Bergen, stehen Sie doch in Beziehungen. Sie können sich selbst unmöglich weder von Ihrem Bild isolieren, dass Sie sich von Gott gemacht haben, noch von Ihrem Image von sich selbst und allem anderen.

Eine echte Beziehung zu begründen heißt also, das Image zu zerstören. Verstehen Sie, was es bedeutet, das Image zu zerstören? Es heißt, dass Sie Ihr Selbstbild zerstören – dass Sie ein Hindu seien, dass ich ein Pakistani sei, ein Muslim, ein Katholik, ein Jude, oder ein Kommunist und so weiter. Sie müssen die Maschinerie zerstören, die Bilder erzeugt, diese Maschinerie, die in Ihnen und in anderen ist. Sonst zerstören Sie vielleicht zwar ein Bild, aber die Maschinerie wird ein neues erzeugen. Man muss also nicht nur die Existenz des Bildes entdecken, das heißt, sich des besonderen eigenen Bildes bewusst sein, sondern man muss auch die Maschinerie, den Prozess erkennen, der Bilder erzeugt.

Lassen Sie uns sehen, was diese Maschinerie ausmacht. Verstehen Sie meine Frage? Wir müssen zunächst einmal bewusst sein, wach sein, wir müssen wissen – nicht verbal, nicht intellektuell, sondern wirklich als Tatsache erkennen –, dass dieses Bild überhaupt existiert. Das stellt eine der größten Schwierigkeiten dar, weil viel damit zusammenhängt, das Image zu erkennen. Sie können das Mikrofon, an dem ich hier stehe, sehen und erkennen – das ist eine Tatsache. Sie können es mit unterschiedlichen Namen benennen, aber wenn wir verstehen, was Sie mit diesen Namen bezeichnen, sehen wir die Tatsache, dass es existiert. Es gibt da keine Deutung; wir beide wissen, dass es ein Mikrofon ist. Ein Bild ohne Deutung zu verstehen ist aber eine andere Sache. Das Image ohne den Betrachter zu sehen ist etwas ganz anderes, weil der Betrachter zugleich das Image erzeugt, und weil das Image der Gedanke des Betrachters ist. Das ist eine sehr vielschichtige Angelegenheit. Sie können nicht einfach sagen „Ich werde das Bild zerstören“, darüber meditieren oder irgendeinen Trick anwenden oder sich selbst hypnotisieren, um das Bild zerstören zu können – das ist nicht möglich. Es verlangt ein ungeheures Verständnis. Es fordert große Aufmerksamkeit und Untersuchung und zu keiner Zeit irgendeine Schlussfolgerung. Ein Mensch, der etwas erforscht, kann niemals zu einem Ergebnis kommen. Das Leben ist ein immens großer Strom, der unaufhörlich fließt und sich bewegt. Wenn Sie diesem Strom nicht frei folgen, mit Entzücken, mit Sensibilität, voll großer Freude, dann werden Sie nicht dessen ganze Schönheit sehen, seinen Umfang, die Eigenschaft dieses Stroms. Wir müssen dieses Problem also verstehen.

Wenn wir das Wort *verstehen* verwenden, meinen wir damit doch nicht intellektuelles Verstehen, nicht wahr? Vielleicht haben Sie das Wort *Bild*, das Wort *Image* verstanden, wie das durch Wissen, Erfahrung, Tradition und aufgrund der verschiedenen Erlebnisse im Familienleben, am Arbeitsplatz, erzeugt wird – all das also, was das Bild erzeugt. Welche Maschinerie macht dieses Bild? Das Bild muss ja zusammengesetzt werden. Das Image muss aufrechterhalten werden, sonst bricht es in sich zusammen. Sie müssen also selbst herausfinden, wie diese Maschinerie funktioniert. Und wenn Sie das Wesen der Maschinerie verstanden haben und deren Bedeutung, dann hört das Bild auf zu bestehen; nicht nur das bewusste Bild, das Image, das Sie bewusst von sich selbst haben und dessen Sie sich oberflächlich gewahr sind, sondern auch das Bild tief unten, das gesamte Bild. Ich hoffe, ich mache diese Sache klar.

Hier muss man richtig einsteigen und herausfinden, wie das Bild entsteht und ob es möglich ist, die Maschinerie zu stoppen, die es erzeugt. Dann gibt es nur eine Beziehung zwischen Menschen – es wird dann keine Beziehung geben zwischen zwei Bildern, die leblose Dinge sind. Es ist sehr einfach. Sie schmeicheln mir, Sie achten mich, und ich entwickle ein Image von Ihnen, aufgrund von Komplimenten oder Kritik. Ich mache Erfahrungen: Leid, Tod, Konflikt, Hunger, Not, Einsamkeit. All das erzeugt ein Image in mir und ich werde zu diesem Image. Das „Ich“ in mir wird zum

Bild, der Denker ist dieses Image. Es ist der Denker, der das Bild erzeugt. Aufgrund seiner Reaktionen, seien sie physisch, psychisch, intellektuell oder anders, erzeugt der Denker, der Betrachter, derjenige, der die Erfahrungen macht, das Bild – auf der Grundlage von Erinnerungen und Gedanken. Die Maschinerie ist also das Denken, die Maschinerie entsteht aufgrund von Gedanken. Gedanken sind notwendig, sonst könnten Sie nicht existieren.

Betrachten Sie also zunächst das Problem. Das Denken erzeugt den Denker. Der Denker beginnt, sich Bilder von sich selbst zu machen: er ist Atma, er ist Gott, er ist die Seele, er ist ein Brahmane, er ist kein Brahmane, er ist Hindu, er ist Muslim und so fort. Er erzeugt ein Image und lebt darin. Denken ist der Anfang dieser Maschinerie. Sie werden jetzt sagen: „Wie kann ich aufhören zu denken?“ Das können Sie nicht. Man kann aber denken und kein Bild dabei erzeugen. Man kann beobachten, dass man Kommunist oder Muslim ist. Sie können das beobachten, aber warum sollten Sie daraus ein Image von sich selbst erzeugen? Sie können sich von mir nur ein Bild als Muslim, Kommunist oder sonst etwas machen, weil Sie ein Bild von sich selbst haben, das mich beurteilt. Wenn Sie kein Bild von sich selbst hätten, dann würden Sie mich anschauen, mich betrachten, ohne sich ein Bild von mir zu machen. Deshalb bedarf es einer solch großen Wachheit und Aufmerksamkeit, einer intensiven Beobachtung Ihrer eigenen Gedanken und Gefühle.

Man fängt also an festzustellen, dass die meisten unserer Beziehungen in Wirklichkeit auf dieser Bilderzeugung beruhen, und nachdem man sich ein Bild gemacht hat, hofft man darauf, eine Beziehung zwischen zwei Bildern zu begründen. Und natürlich gibt es keine Beziehung zwischen zwei Bildern. Wenn Sie eine Ansicht von mir haben und ich eine Meinung über Sie habe, wie können wir dann in Beziehung miteinander stehen? Beziehung existiert nur, wenn sie frei ist, wenn Freiheit besteht von der Gestaltung von Bildern – wir werden darauf in den kommenden

Gesprächen noch näher eingehen. Nur wenn dieses Bild zerbrochen ist und die Erzeugung von Bildern aufhört, wird der Konflikt enden, wird es ein endgültiges Ende von Konflikten geben. Nur dann gibt es Frieden, nicht nur innen, sondern auch außen. Erst wenn Sie diesen Frieden innen gefestigt haben, kann der Geist, der nun frei ist, wirklich sehr weit gehen.

Wissen Sie, Freiheit kann es nur geben, wenn der Geist nicht in Konflikt ist. Die meisten von uns befinden sich im Konflikt. Sie hypnotisieren sich selbst oder Sie identifizieren sich mit einem Anliegen, mit einem Thema, einer Philosophie, mit irgendeiner Sekte oder einem Glauben – Sie haben sich damit so identifiziert, dass Sie einfach gebannt sind und Sie leben in einem Zustand des Schlafes. Die meisten von uns sind in Konflikt; das Ende dieses Konfliktes ist Freiheit. Wenn Konflikt besteht, können Sie keine Freiheit haben. Sie mögen danach streben, Sie mögen sie sich wünschen, aber Sie können sie nie haben.

Beziehung bedeutet also die Beendigung der Maschinerie, die das Bild zusammensetzt, und mit dem Ende dieser Maschinerie wird auch echte Beziehung entstehen; und das bedeutet das Ende von Konflikt. Und wo es ein Ende von Konflikt gibt, da gibt es selbstverständlich Freiheit – echte Freiheit, nicht als Idee, sondern als einen wirklichen und tatsächlichen Zustand. In diesem Zustand der Freiheit kann der Geist – der nun nicht mehr verdreht wird, nicht mehr gequält wird, nicht mehr voreingenommen ist, der keinen Launen oder Illusionen nachhängt, keinen mystischen Vorstellungen oder Visionen – sehr weit gehen. Weit nicht in Zeit oder Raum, weil es in der Freiheit keine Zeit und keinen Raum gibt. Ich verwende die Worte *sehr weit gehen* in dem Sinne, dass wir dann entdecken können, dass es in dieser Freiheit einen Zustand der Leere gibt, einen Zustand der Freude, der Wonne, wie sie Ihnen kein Gott, keine Religion und kein Buch geben kann.

Wenn eine solche Beziehung zwischen Ihnen und Ihrer Frau, Ihrem Nachbarn, Ihrer Gesellschaft, zwischen Ihnen und anderen Menschen nicht besteht, dann werden Sie niemals Frieden haben und deshalb auch keine Freiheit. In diesem Zustand können Sie als Mensch, nicht als Individuum, die Gesellschaft verändern. Das kann weder der Sozialist noch der Kommunist, keiner kann es. Nur der Mensch, der verstanden hat, was wahre Beziehung ist – nur ein solcher Mensch kann eine Gesellschaft hervorbringen, in der Menschen ohne Konflikt leben können.

Collected Works, Vol. XVI, S. 45–47

Sobald ich nicht aufpasse, schaltet sich das Denken ein und erzeugt ein Bild

Frage: Muss das Denken auch aufhören, damit keine Bilder mehr erzeugt werden? Bedingt das eine notwendigerweise das andere? Ist das Ende von Images wirklich ein Fundament, auf dem man aufbauen kann, um zu entdecken, was Liebe und Wahrheit sind? Oder ist die Beendigung, Images zu erzeugen, das eigentliche Wesen von Wahrheit und Liebe?

Wir leben im Rahmen der Bilder, die vom Geist erzeugt wurden, durch das Denken. Ständig werden Bilder hinzugefügt und weggenommen. Sie haben sich ein Bild von sich gemacht. Wenn Sie ein Autor sind, dann haben Sie ein Bild von sich als Autor. Wenn Sie eine Ehefrau oder ein Ehemann sind, haben Sie sich ein Bild von sich selbst gemacht. Das fängt in der Kindheit an, durch Vergleiche, durch Suggestion, indem uns gesagt wird, wir müssten so gut wie der andere sein, was wir tun oder lassen sollen. Dieser Prozess führt dazu, dass sich Bilder allmählich anhäufen. Und in unseren Beziehungen, seien sie intimer Natur oder weniger nah, gibt es immer ein Bild. So lange das Bild existiert, riskieren Sie, verwundet, verletzt oder auf eine andere Weise bedrängt zu werden.

Der Fragesteller fragt: Kann das jemals aufhören, oder ist das etwas, mit dem wir ewig leben müssen? Und er fragt auch: Wird das Denken aufhören, wenn die Bilder aufhören? Sind sie voneinander abhängig, das Image und der Gedanke? Wenn die Maschinerie, die Bilder erzeugt, aufhört zu arbeiten, ist das dann die eigentliche Natur von Liebe und Wahrheit?

Haben Sie eigentlich je ein Bild freiwillig und leicht aufgegeben, ohne Druck, ohne ein Motiv? Ohne den Gedanken „Ich muss dieses Selbstbild, das ich von mir habe, aufgeben, damit ich nicht verletzt werde"? Nehmen Sie irgendein Image und begeben Sie sich hinein. Indem Sie hineingehen, entdecken Sie die ganze Bewegung, die hinter der Erzeugung des Bildes steckt. Sie fangen an zu entdecken, dass in diesem Image Angst steckt, Sorge, ein Gefühl der Isolierung. Wenn Sie sich fürchten, sagen Sie: „Es ist viel besser, dass ich mich an etwas halte, das ich kenne, als an etwas, was ich nicht kenne." Wenn Sie aber ernsthaft und tiefer einsteigen, dann werden Sie fragen, wer oder was dieses Bild erschafft – nicht ein bestimmtes Image, sondern wer oder was Bilder überhaupt erzeugt. Ist das unser Denken? Ist es die natürliche Reaktion, sich selbst physisch und psychisch zu schützen? Man kann die natürliche Reaktion verstehen, sich körperlich zu schützen, sich mit Nahrung zu versorgen, eine Unterkunft zu suchen, Kleidung zu haben, zu vermeiden, von einem Bus überfahren zu werden, und so weiter. Das ist eine natürliche, gesunde und intelligente Verhaltensweise; darin steckt kein Image. Aber auf der psychologischen Ebene, innerlich, psychisch, haben wir dieses Bild geschaffen, welches das Ergebnis von einer Reihe von Ereignissen, Geschehnissen, Verletzungen und Irritationen ist.

Ist diese psychologische Bilderzeugung eine Bewegung des Denkens? Wir wissen, dass das Denken beim körperlichen Selbstschutz keine sehr große Rolle spielt. Aber die psychologische Erzeugung von Images ist das Ergebnis von ständiger Unaufmerksamkeit, die wiederum die Natur des Denkens darstellt. Denken an sich ist unaufmerksam. Aufmerksamkeit kennt kein Zentrum, es kennt keinen Punkt, von dem aus es an einen anderen gelangen müsste, wie das bei der Konzentration der Fall ist. Wenn vollständige Aufmerksamkeit besteht, gibt es keine Gedankenbewegung. Nur in einem unaufmerksamen Geist steigen Gedanken auf.

Gedanken sind Materie; Denken ist die Folge von Erinnerung; Erinnerung ist das Ergebnis von Erfahrung, und Erfahrung muss notwendigerweise immer begrenzt sein und kann nur einen Teil darstellen. Das Gedächtnis, das Wissen kann niemals vollständig sein; sie sind immer begrenzt und nur ein Teil des Ganzen – und deshalb sind sie unaufmerksam.

Wenn Aufmerksamkeit besteht, dann gibt es keine Erzeugung von Bildern, dann gibt es keinen Konflikt – Sie sehen vielmehr die Tatsache. Wenn Sie mich beleidigen oder mir schmeicheln und ich vollständig aufmerksam bin, dann bedeutet mir das gar nichts. Aber in dem Augenblick, in dem ich nicht aufpasse, wird das Denken, das an sich unaufmerksam ist, das Heft in die Hand nehmen und ein Bild erzeugen.

Nun fragt der Fragesteller: Ist die Beendigung des Erzeugens von Bildern die Essenz von Wahrheit und Liebe? Nicht ganz. Ist Sehnsucht Liebe? Ist Vergnügen Liebe? Der Großteil unseres Lebens ist auf Freuden und Genuss in unterschiedlichen Formen gerichtet, und wenn diese Bewegung von Freude, von Sex und so fort stattfindet, nennen wir das Liebe. Kann es Liebe geben, wenn es Konflikt gibt, wenn der Geist von Problemen belastet wird, Problemen des Himmels, der Meditation, Probleme zwischen Mann und Frau? Wenn sich das Bewusstsein in Problemen bewegt – und das trifft für den Geist der meisten von uns zu –, kann es dann Liebe geben?

Kann es Liebe geben, wenn es großes Leid gibt, sowohl physisches wie psychisches Leid? Ist Wahrheit eine Sache der Schlussfolgerung, eine Sache von Meinungen, eine Angelegenheit der Philosophen, Theologen oder jener Menschen, die so sehr an Dogmen und Rituale glauben, die alle von Menschen gemacht wurden?

Kann ein Bewusstsein, das auf diese Weise geprägt worden ist, die Wahrheit erkennen? Wahrheit kann nur dann sein, wenn der Geist völlig frei von all diesem Durcheinander ist. Philosophen und andere schauen sich nie ihr eigenes Leben an; sie bewegen sich in irgendeine metaphysische oder psychologische Welt hinein, über die sie dann schreiben. Wahrheit ist etwas, das eine außerordentliche Klarheit des Geistes voraussetzt, ein Bewusstsein, das keinerlei Problem hat, weder physisch noch psychisch, einen Geist, der keinen Konflikt kennt. Sogar die Erinnerung an Konflikt muss aufhören. Mit der Bürde der Erinnerung daran können wir Wahrheit nicht finden. Das ist unmöglich. Wahrheit kann nur in ein Bewusstsein eintreten, das auf eine erstaunliche Weise frei von allem ist, was von Menschen gemacht wurde.

Das sind keine Worte an mich, verstehen Sie? Wenn das nicht etwas Aktuelles wäre, würde ich nicht darüber sprechen; ich wäre dann ja mir selbst gegenüber unaufrichtig. Wenn das keine Tatsache wäre, wäre ich ein fürchterlicher Heuchler. Das verlangt enorme Integrität.

Questions and Answers, S. 31–33

3. Vergnügen und Verlangen verstehen

Unser Geist passt sich an Muster von Vergnügen an – Das Wesen von Freude und Genuss – Wenn Sie das Wünschen, das Verlangen zerstören, dann zerstören Sie Sensibilität – Die Quelle des Verlangens ist Denken, welches das Image erzeugt – Ob Sie ein Verlangen unterdrücken oder ihm nachgeben, ist letztlich dasselbe – Sie können nicht für Wünschen und Verlangen lebendig werden, wenn Sie das verdammen – Die Kultivierung von Unempfindlichkeit – Wünschen und Leidenschaft.

Wir suchen nach Freuden, nach Genuss, und wir wollen, dass alle Beziehungen darauf beruhen

Wir müssen Beziehung verstehen, weil das Leben ist. Ohne irgendeine Beziehung können wir nicht existieren. Sie können sich nicht in die Isolierung zurückziehen, eine Mauer um sich herum aufbauen, wie die meisten Menschen das tun. Eine solche Lebensweise, in einer solchen beschützten, gesicherten und isolierten Form des Widerstands zu leben, bringt nur mehr Verwirrung, mehr Probleme, mehr Leid hervor. Das Leben ist, wenn man es betrachtet, eine aktive Bewegung, eine Bewegung von Beziehung, und das ist unser ganzes Problem: Wie soll man in der Welt leben, in der Beziehung die Grundlage der gesamten Existenz ist? Wie soll man in dieser Welt leben, so dass Beziehung nicht monoton wird, langweilig, etwas Hässliches, das sich ständig wiederholt?

Unser Verstand richtet sich nach dem Muster von Vergnügen – und das Leben ist ganz offensichtlich kein reines Vergnügen. Aber wir streben nach Genuss. Das ist das Einzige, was wir tief innen wirklich suchen, insgeheim. Wir versuchen, aus fast allem Vergnügen zu gewinnen, aber Vergnügen isoliert und verwirrt nicht nur das Bewusstsein; wenn man es betrachtet, erzeugt es auch Werte, die nicht echt sind, nicht der Wirklichkeit entsprechen. Genuss bringt Illusion mit sich. Ein Geist, der nach Vergnügen strebt, wie es die meisten von uns tun, isoliert sich nicht nur, sondern muss sich auf unvermeidbare Weise in einem Gegensatz zu allen seinen Beziehungen befinden, ob das nun die Beziehung zu Ideen ist, zu Menschen oder zu Besitz; er muss sich unweigerlich immer in einem Konflikt befinden. Das ist also eine Sache, die wir verstehen müssen: dass unsere Suche im Leben im Grunde genommen das Verlangen, der Drang ist, Vergnügen zu erfahren.

Das ist nun sehr schwer zu verstehen, denn warum sollte man denn kein Vergnügen haben? Sie sehen einen wunderschönen Sonnenuntergang, einen wunderbaren Baum, einen Fluss, der in seinem Strömen eine weit ausholende Kurve beschreibt, oder ein hübsches Gesicht, dass eine große Freude und ein Entzücken auslöst. Was soll daran schlecht sein? Mir scheint, dass die Verwirrung und die Schwierigkeiten dann anfangen, wenn dieses Gesicht, dieser Fluss, diese Wolke, dieser Berg zu einer Erinnerung werden, die nach einer Weile wieder nach Vergnügen verlangt. Wir wollen, dass sich solche Dinge wiederholen. Das wissen wir alle. Ich habe eine bestimmte Freude erlebt, oder Sie hatten ein Entzücken durch irgendetwas, und wir wollen, dass sich das wiederholt. Ob das nun eine sexuelle Erfahrung war, eine künstlerische Sache, etwas Intellektuelles oder etwas ganz anderes: wir möchten, dass es sich wiederholt. Ich denke, dass an diesem Punkt Genuss beginnt, den Geist zu verdunkeln und Werte zu erzeugen, die falsch sind, die nicht stimmen.

Es ist wichtig, Vergnügen zu verstehen, nicht, es loszuwerden. Das wäre nur dumm. Niemand kann Freude loswerden. Aber das Wesen und den Aufbau von Freuden zu verstehen ist wichtig. Denn wenn das Leben nur Vergnügen ist, und wenn man danach strebt, dann muss man mit dem Vergnügen auch das Leid, die

Verwirrung, die Illusionen und die unechten Werte, die wir schaffen, in Kauf nehmen, und so gibt es keine Klarheit im Leben. Es ist eine einfache Tatsache, dass wir sowohl psychologisch wie biologisch Genuss suchen, und wir wollen, dass alle Beziehungen darauf aufgebaut sind. Wenn Beziehungen nicht erfreulich sind, gibt es also Widersprüche, Gegensätze, und dann fangen der Konflikt, das Leid, die Verwirrung und die Agonie an.

Collected Works, Vol. XV, S. 163–164

Vergnügen ist die Fortsetzung und gedankliche Kultivierung einer Wahrnehmung

Was bedeuten Vergnügen und Freude, die jedes menschliche Wesen erstreben, koste es, was es wolle? Was ist Vergnügen? Es gibt Freude, die aufgrund von Besitz entsteht; Freude durch eine Fähigkeit oder ein Talent; Freude, wenn man einen anderen beherrscht; das Vergnügen, wenn man enorme Macht ausübt, politische, religiöse oder wirtschaftliche; das Vergnügen von Sex; die Freude an einem großen Gefühl der Freiheit, die viel Geld gibt. Es gibt verschiedene Formen von Freude. Im Vergnügen ist Zufriedenheit; es gibt aber auch Ekstase, reines Entzücken. „Ekstase" bedeutet, außer sich zu sein, über sich hinauszugehen. Da gibt es kein Ich mehr, das sich vergnügt. Das Ich, das Ego, die Persönlichkeit sind völlig verschwunden; es gibt da nur noch das Gefühl, draußen zu sein. Das ist Ekstase. Ekstase hat überhaupt nichts mit Vergnügen zu tun.

Sie entzücken sich an etwas; Entzücken entsteht ganz natürlich, wenn Sie etwas sehr Schönes ansehen. In diesem Augenblick, in dieser Sekunde, gibt es weder Vergnügen noch Freude, da ist nur die Wahrnehmung des Schauens. Im Schauen ist kein Ich. Wenn Sie einen Berg mit seiner Schneekappe ansehen, mit seinen Tälern, seiner Größe und Herrlichkeit, wird alles Denken fortgetrieben. Da ist sie: die Größe vor Ihnen, und da ist Entzücken darüber. Dann taucht das Denken auf und speichert in Form einer Erinnerung, was für eine wunderbare und schöne Erfahrung der Anblick war. Dann wird diese Erinnerung kultiviert und die Kultivierung wird zum Vergnügen. Immer, wenn das Denken sich in ein Gefühl von Schönheit einschaltet, wird etwas registriert, gespeichert: sei es ein Gedicht, ein Gewässer, ein einsamer Baum in einem Feld. Wichtig ist jedoch, es zu sehen und nicht zu speichern! In dem Moment, in dem Sie die Schönheit dessen, was Sie sehen, registrieren und speichern, setzt der Vorgang des Speicherns das Denken in Bewegung; dann strebt das Verlangen nach dieser Schönheit; und daraus entsteht das Streben nach Vergnügen. Man sieht eine schöne Frau oder einen Mann; sofort wird das im Gehirn registriert; dann bringt dieser Speichervorgang das Denken ins Spiel und Sie wollen in ihrer oder seiner Gesellschaft sein, und es folgt, was dann folgt. Vergnügen ist die Fortsetzung und Kultivierung einer Wahrnehmung im Denken. In der letzten Nacht hatten Sie ein sexuelles Erlebnis oder vor zwei Wochen; Sie erinnern sich daran und wünschen seine Wiederholung, und das ist das Verlangen nach Vergnügen.

Ist es möglich, nur die Dinge zu speichern, die absolut notwendig sind? Die notwendigen Dinge sind die Kenntnisse, wie man ein Auto fährt, eine Sprache spricht, technisches Wissen, lesen und schreiben zu können, und so weiter. In unseren zwischenmenschlichen Beziehungen jedoch, zwischen Mann und Frau zum Beispiel, wird jedes Ereignis in der Beziehung registriert. Was passiert da? Die Frau ist nervös, jammert, oder sie ist freundlich, liebevoll, oder sie sagt etwas Unschönes, gerade bevor der Mann zur Arbeit geht. Von da her wird aufgebaut, es wird gespeichert, der Mann macht sich ein Bild von ihr und sie vom Mann – das ist eine Tatsache. In menschlichen Beziehungen, zwischen Mann und Frau, zwischen Nachbarn und so fort, werden Dinge gespeichert und es findet ein Prozess der Image-Bildung statt. Anders wäre es: Wenn der Mann etwas Unschönes sagt, hören Sie sorgfältig darauf, beenden Sie es jedoch, indem Sie es nicht weiter in sich tragen: dann werden Sie feststellen, dass kein Bild erzeugt wird. Wenn zwischen einem Mann und einer Frau keine Bilder geschaffen werden, verändert sich die Beziehung. Es gibt nicht mehr eine Beziehung des einen Denkens, das einem anderen Denken entgegengesetzt ist. Das wird normalerweise Beziehung genannt wird, obwohl es das nicht ist, sondern nur Ideen darstellt.

Vergnügen folgt dem Prozess, dass ein gespeichertes Ereignis durch das Denken fortgesetzt wird. Denken ist die Wurzel von Vergnügen. Wenn Sie kein Denken hätten und Sie würden etwas Schönes sehen, würde es einfach dabei bleiben. Aber das Denken sagt: „Nein, ich muss das haben." Daraus entsteht die gesamte Bewegung des Denkens.

Was ist das Verhältnis von Vergnügen zu Fröhlichkeit? Fröhlichkeit, leichte Freude stellt sich unerwartet ein. Sie gehen eine Straße entlang oder sitzen in einem Bus oder wandern durch die Wälder, und Sie sehen Blumen, Hügel, die Wolken und den blauen Himmel, und plötzlich stellt sich das ungewöhnliche Gefühl einer großen Freude ein. Das wird registriert und gespeichert, und schon sagt das Denken: „Was für eine wunderbare Sache das war, davon möchte ich mehr haben." Wieder wird Fröhlichkeit, Freude, durch das Denken in Vergnügen verwandelt. Aber es kommt darauf an, die Dinge so zu sehen, wie sie sind, nicht, wie Sie sie gern hätten. Das heißt, genau zu sehen, ohne jede Verzerrung, was sich wirklich abspielt.

Was ist Liebe? Ist sie Vergnügen, das die Fortsetzung eines Erlebnisses durch die Bewegung des Denkens darstellt? Ist die Bewegung des Denkens Liebe? Ist Liebe Erinnerung? Etwas ist geschehen, und nun lebt man in der Erinnerung daran, man fühlt die Erinnerung an etwas, was vorbei ist, man belebt es wieder und sagt: „Was für eine herrliche Sache das damals war, als wir unter diesem Baum zusammen gesessen haben; das war Liebe."

Aber hier geschieht nichts anderes, als dass sich jemand an etwas erinnert, was vorbei ist. Ist das nun Liebe? Ist Liebe das Vergnügen von Sex, in dem es keine Zärtlichkeit, keine Herzenswärme und so weiter gibt? Ist das Liebe? Ich sage damit weder, dass es Liebe ist noch dass es keine Liebe ist.

Wir hinterfragen einfach alles, was der Mensch sich konstruiert hat und von dem er sagt: „Das ist Liebe." Wenn Liebe Vergnügen ist, dann betont sie die Erinnerung an vergangene Dinge und stellt deshalb die Bedeutung des Ichs in den Vordergrund – dann geht es um mein Vergnügen, meine Erregung, meine Erinnerungen. Ist das Liebe? Und ist Liebe Verlangen? Was ist Verlangen? Man möchte ein Auto, ein Haus; man möchte prominent sein, Macht haben, eine hohe Stellung einnehmen. Es gibt unendlich viele Dinge, nach denen man verlangt: so schön wie ein anderer zu sein, so intelligent, so clever, so klug. Bringt das Klarheit?

Die Sache, die man Liebe nennt, beruht auf Wünschen, auf Verlangen – dem Verlangen, mit einer Frau zu schlafen oder mit einem Mann zu schlafen, dem Wunsch, sie zu besitzen, sie zu beherrschen, sie zu kontrollieren. „Sie gehört mir." Ist da Liebe in dem Vergnügen, das aus Besitzansprüchen entsteht, aus Dominanz? Der Mann beherrscht die Welt, und jetzt kämpft die Frau gegen diese Dominanz an.

Was ist Verlangen? Bringt Verlangen Klärung, Klarheit? Erblüht Mitgefühl in seinem Feld? Wenn es keine Klarheit mit sich bringt und wenn Verlangen nicht das Feld ist, auf dem die Schönheit und Größe von Mitgefühl erblühen, welchen Platz hat Verlangen dann? Wie entsteht das Wünschen und Wollen? Man sieht eine schöne Frau, oder einen schönen Mann – man sieht. Es gibt die Wahrnehmung, das Sehen, dann den Kontakt, die Berührung, dann die Sinnesempfindung, dann wird diese Sinnesempfindung vom Denken beherrscht, woraus dann das Image, das Bild mit seinem Verlangen wird. Sie sehen eine schöne Vase, eine wunderbare Skulptur, vielleicht eine antike ägyptische oder griechische; Sie schauen sie an und Sie berühren sie. Sie spüren die Tiefe der Skulptur, eine Gestalt, die mit gekreuzten Beinen sitzt. Daraus entsteht eine Sinnesempfindung. Was für eine wunderhübsche Sache! Und aus dieser Empfindung entsteht Verlangen: „Ich wünschte, dass ich das in meinem Zimmer hätte, um es jeden Tag anzusehen, jeden Tag zu berühren." Es stellt sich der Stolz des Besitzes ein, dass man etwas so Schönes zum Eigentum hat. Das ist Verlangen: Sehen, Berührung, Sinnesempfindung; dann benutzt das Denken diese Sinnesempfindung, um das Verlangen nach Besitz zu kultivieren – oder das Verlangen, es nicht zu besitzen.

Jetzt kommt die Schwierigkeit. Religiöse Leute haben all das erkannt und gesagt: „Geloben Sie, das Zölibat einzuhalten; blicken Sie keine Frau an; wenn Sie sie ansehen, dann behandeln Sie sie wie Ihre Schwester, wie Ihre Mutter; da Sie im Dienste Gottes stehen, brauchen Sie all Ihre Energie, um Ihm zu dienen; im Dienste Gottes werden Sie große Prüfungen erfahren, seien Sie deshalb also auf der Hut und vergeuden Sie Ihre Energie nicht." Die Sache kocht aber vor sich hin, drängt auf Befriedigung, möchte sich erfüllen.

Verlangen entsteht aus dieser Entwicklung oder Bewegung: Sehen, berühren, spüren, denken und Bilder ausmalen, Verlangen. Jetzt sagen wir: Sehen, berühren, spüren – das ist normal, das ist gesund, und belassen wir es dabei, beenden wir das hier, lassen Sie nicht das Denken sich einschalten und daraus ein Verlangen bilden. Wenn Sie das verstehen, dann werden Sie auch verstehen, dass es sich dabei nicht um ein Unterdrücken von Wünschen handelt. Sie sehen ein schönes Haus, in guten Proportionen gebaut mit hübschen Fenstern, ein Dach, das zum Himmel reicht, dicke Mauern, die Teil der Erde sind, ein gepflegter Garten dabei. Sie schauen es an, es gibt eine Empfindung. Sie berühren das Haus – vielleicht nicht buchstäblich, aber Sie berühren es mit Ihren Augen –, sie riechen die Luft, die Kräuter, das frisch geschnittene Gras. Können Sie es damit nicht gut sein lassen? Lassen Sie es dabei bewenden und sagen Sie: „Das ist ein schönes Haus.“ Kein Registrieren und Speichern und keinen Gedanken, der sagt: „Ich wünschte, ich hätte dieses Haus“ – das ist Verlangen und die Fortsetzung von Verlangen. Das kann so leicht sein – und ich meine leicht, wenn Sie die Natur von Denken und Verlangen verstehen.

The Wholeness of Life, S. 167–171

Verlangen zu verstehen erfordert, ohne Erwartung und ohne Vorlieben seiner Bewegungen gewahr zu sein

Verlangen ist Energie, das muss man verstehen. Man kann es nicht einfach unterdrücken oder an irgendetwas anpassen. Jede Anstrengung, Verlangen zu bezwingen oder zu beherrschen, erzeugt Konflikt, der einen Mangel an Sensibilität mit sich bringt. Man muss all die feinen Wege des Verlangens erkennen und verstehen. Die Wege des Verlangens können Ihnen nicht beigebracht werden und Sie können das nicht erlernen. Verlangen zu verstehen bedeutet, seine Bewegungen ohne Erwartung, Bewertung oder Handlung bewusst wahrzunehmen. Wenn Sie Verlangen zerstören, zerstören Sie zugleich sowohl Sensibilität wie Intensität, die für das Verstehen von Wahrheit wesentlich ist.

Commentaries on Living, Series III, S. 294.

Was ist die Quelle von Verlangen?

Wenn wir sagen, dass wir uns lieben, dann ist in dieser Liebe Verlangen, die angenehmen Projektionen verschiedener Gedankentätigkeiten. Man muss herausfinden, ob Liebe Verlangen ist, ob Liebe Vergnügen ist, ob es Angst in der Liebe gibt, denn wo Angst ist, muss Hass auftreten, Eifersucht, Sorgen, Besitzansprüche, Beherrschung. In Beziehung ist Schönheit, und der gesamte

Kosmos stellt eine Bewegung von Beziehung dar. Kosmos ist Ordnung, und wenn man Ordnung in sich selbst hat, hat man Ordnung in seinen Beziehungen und somit entsteht auch die Möglichkeit, dass Ordnung in unserer Gesellschaft besteht. Wenn man das Wesen von Beziehung erforscht, stellt man fest, dass es absolut notwendig ist, Ordnung zu haben, und aus dieser Ordnung entsteht Liebe.

Was ist Schönheit? Sie sehen heute Morgen den frischen Schnee auf den Bergen, so sauber, ein herrlicher Anblick. Sie sehen die alleinstehenden Bäume, wie sie schwarz vor diesem Weiß stehen. Wenn Sie sich die Welt um uns herum anschauen, dann sehen Sie die wunderbare Maschinerie, den außergewöhnlichen Computer mit seiner besonderen Schönheit; Sie sehen die Schönheit eines Gesichts, die Schönheit eines Gemäldes, die Schönheit eines Gedichts – Sie erkennen offensichtlich Schönheit da draußen. In den Museen oder wenn Sie in ein Konzert gehen und Beethoven hören oder Mozart, da ist große Schönheit – aber immer da draußen. In den Bergen, in den Tälern mit ihren Bächen, im Flug der Vögel und dem Gesang einer Amsel am frühen Morgen liegt Schönheit. Aber gibt es Schönheit nur da draußen? Oder ist Schönheit etwas, das nur existiert, wenn es das Ich nicht gibt? Wenn Sie sich diese Berge an einem sonnigen Morgen ansehen, wie sie klar vor dem blauen Himmel funkeln, dann vertreibt ihre Majestät all die angesammelten Erinnerungen, zumindest einen Moment lang. Die äußere Schönheit, die äußere Herrlichkeit, die Majestät und Stärke der Berge wischt alle Ihre Probleme fort, und sei es nur eine Sekunde lang. Sie haben sich selbst vergessen.

Wenn das Ich vollständig abwesend ist, kann Schönheit aufscheinen. Wir sind jedoch nicht frei von unserem Ich; wir sind eigensüchtige Leute, wir beschäftigen uns mit uns selbst, mit unserer Bedeutung oder unseren Problemen, mit unseren Leiden und Sorgen, mit Einsamkeit. Aufgrund der verzweifelten Einsamkeit streben wir nach Identifikation mit etwas anderem; wir hängen uns an eine Idee, einen Glauben, eine Person – besonders an eine Person. In Abhängigkeit entstehen alle unsere Probleme. Wo psychologische Abhängigkeit besteht, beginnt die Angst. Wenn Sie an etwas fest gebunden sind, dann fängt ein Auflösungsprozess an.

Verlangen, Wünschen ist einer der stärksten und lebendigsten Triebe in unserem Leben. Wir sprechen über das Verlangen an sich, nicht darüber, etwas Bestimmtes zu wollen. Alle Religionen haben gesagt, dass Sie, wenn Sie Gott dienen möchten, das Verlangen unterwerfen müssen, das Wünschen zerstören und das Wollen kontrollieren müssen. Alle Religionen haben gesagt: Ersetzen Sie Verlangen mit einem Bild, welches das Denken erzeugt hat – die Christen haben ein bestimmtes Bild, die Hindus und so fort. Ersetzen Sie das Bild durch die Wirklichkeit. Die Wirklichkeit ist das brennende Verlangen. Sie – die religiösen Leute – denken, dass sie das Verlangen durch den Austausch gegen etwas anderes überwinden können. Oder dadurch, dass man sich dem hingibt, den man für den Meister hält, den Erlöser, den Guru – was wiederum nichts anderes als eine Gedankentätigkeit ist. So ist das Muster allen religiösen Denkens. Man muss die ganze Bewegung von Verlangen verstehen, denn das ist ja offenbar weder Liebe noch Mitgefühl. Ohne Liebe und Mitgefühl ist Meditation völlig sinnlos. Liebe und Mitgefühl besitzen ihre eigene Intelligenz, die nicht die Intelligenz des berechnenden Denkens ist.

Es ist also wichtig, das Wesen von Verlangen zu verstehen, warum es eine solch herausragende Rolle in unserem Leben gespielt hat, wie es Klarheit verdunkelt, wie es die ungewöhnliche Qualität von Liebe daran hindert, sich zu zeigen. Es ist wichtig, dass wir es verstehen und nicht unterdrücken, dass wir Verlangen nicht zu beherrschen oder in diese oder jene Richtung zu drängen versuchen, die Ihnen Frieden verspricht.

Bitte denken Sie daran, dass ich, der ich hier spreche, nicht versuche, zu beeindrucken oder zu führen oder Ihnen zu helfen. Vielmehr gehen wir gemeinsam auf einem sehr subtilen und schwierigen Weg. Wir müssen einander zuhören, um die Wahrheit im Hinblick auf Verlangen herauszufinden. Wenn man seine Bedeutung versteht, den Sinn, die Ganzheit und Fülle und Wirklichkeit von Verlangen, dann bekommt Verlangen im eigenen Leben einen ganz anderen Stellenwert oder einen anderen Antrieb.

Wenn man Verlangen beobachtet, geschieht das vom Standpunkt eines Außenseiters aus, der sich Verlangen ansieht? Oder betrachtet man Verlangen, während es aufsteigt? Dann ist Verlangen nichts von einem selbst Getrenntes – man selbst ist Verlangen. Sehen Sie den Unterschied? Entweder betrachten Sie das Verlangen, das man hat, wenn man etwa etwas Schönes im Schaufenster sieht, oder man hat das Verlangen, es zu kaufen, so dass dieses Objekt getrennt vom Ich ist, oder das Verlangen selbst ist identisch mit dem Ich, so dass es eine Wahrnehmung von Verlangen gibt ohne den Beobachter, der das Verlangen betrachtet.

Man kann einen Baum ansehen. *Baum* ist das Wort, mit Hilfe dessen man erkennt, was da auf dem Feld steht. Wir wissen jedoch, dass das Wort *Baum* nicht der Baum ist. Meine Frau ist auch nicht das Wort *Frau*. Erkennen Sie die Feinheiten? Man muss von Anfang an ganz klar verstehen, dass das Wort nicht die Sache ist. Das Wort *Verlangen* oder *Wünschen* ist nicht das Gefühl dessen, was es bezeichnet, dieses außerordentliche Gefühl hinter der Reaktion. Es kommt also darauf an, dass man sich nicht im Wort verfängt. Das Gehirn muss aktiv genug sein, um zu sehen, dass das Objekt Verlangen erzeugen kann – ein Verlangen, das vom Objekt getrennt ist. Sind wir uns dessen bewusst, dass das Wort nicht die Sache selbst ist und dass Verlangen nicht getrennt ist vom Beobachter, der Verlangen betrachtet? Sind wir uns dessen bewusst, dass das Objekt Verlangen erzeugen kann, dieses Verlangen jedoch unabhängig vom Objekt ist?

Wie blüht Verlangen auf? Warum steckt darin eine solch außerordentliche Energie? Wenn wir die Natur von Wünschen und Verlangen nicht wirklich in der Tiefe verstehen, werden wir immer in Konflikt miteinander sein. Der Mann möchte eine Sache und die Frau will etwas anderes und die Kinder fordern wieder etwas anderes. So sind wir ständig überkreuz miteinander. Und dieser Kampf, die Auseinandersetzung wird Liebe genannt, Beziehung.

Wir fragen: Was ist die Quelle von Verlangen, was die Ursache? Wir müssen sehr wahrhaftig damit umgehen, sehr ehrlich sein, denn Verlangen ist sehr, sehr trügerisch, sehr subtil, so lange wir nicht seine Wurzel verstehen. Uns allen sind die Sinnesempfindungen wichtig: Sehen, berühren, schmecken, riechen, hören. Und eine bestimmte Sinneserfahrung ist für manche von uns wichtiger als alle anderen Sinnesempfindungen. Wenn wir künstlerisch begabt sind, sehen wir die Dinge auf eine besondere Weise. Wenn wir als Ingenieur ausgebildet wurden, dann sind unsere Empfindungen und Reaktionen wieder anders. Wir beobachten und nehmen nie mit allen Sinnesorganen gleichmäßig und umfassend wahr. Jeder von uns reagiert auf eine besondere Weise, mit irgendwie geteilter Aufmerksamkeit. Ist es möglich, mit allen Sinnen gleichmäßig und total zu erfassen? Beachten Sie, wie wichtig diese Frage ist. Wer mit allen seinen Sinnen darauf antwortet, hat den zentralen Beobachter ausgeschaltet. Wenn man jedoch auf eine bestimmte Sache in einer speziellen Weise reagiert, fängt die Trennung und Aufspaltung an. Finden Sie heraus, wenn Sie nachher diesen Ort verlassen, wenn Sie sich das Fließen des Wassers ansehen, wie das Licht auf dem geschwinden Gewässer funkelt, finden Sie heraus, ob Sie mit allen ihren Sinnen wahrnehmen können. Fragen Sie nicht mich, wie das geht, denn das wird dann mechanisch. Bilden Sie sich selbst im Verstehen einer umfassenden Sinneswahrnehmung aus.

Wenn Sie etwas sehen, bewirkt das Sehen eine Reaktion. Sie sehen ein grünes Hemd oder ein grünes Kleid, und das Sehen erzeugt eine Reaktion. Dann kommt es zu einem Kontakt. Vom Kontakt ausgehend, erzeugt Ihr Denken ein Bild von Ihnen in diesem Hemd oder Kleid, und dann steigt Verlangen auf. Oder Sie sehen ein Auto auf der Straße, das eine hübsche Linienführung besitzt, auf Hochglanz poliert ist und einen starken Motor hat. Dann gehen Sie um das Auto herum und untersuchen den Motor. Ihr Denken erzeugt dann ein Bild: wie Sie in das Auto einsteigen und die Zündung einschalten, das Gaspedal betätigen und losfahren. Auf diese Weise fängt Verlangen an, und die Quelle von Verlangen ist das Denken, das ein Image erzeugt – bis dahin gibt es noch kein Verlangen. Es gibt die Sinneswahrnehmungen und -reaktionen, die normal sind; dann aber erzeugt das Denken ein Bild und von diesem Augenblick an entstehen Wünsche.

Ist es nun möglich, dass das Denken nicht aufsteigt und ein Image erzeugt? Es geht zunächst darum, Verlangen verstehen zu lernen, und das wiederum ist an sich Disziplin. Über Verlangen etwas zu lernen ist Disziplin, es ist aber kein Kontrollieren dabei. Wenn Sie wirklich etwas lernen über eine Sache, ist sie damit erledigt. Wenn Sie jedoch sagen, dass Sie das Verlangen beherrschen müssen, dann befinden Sie sich auf einer völlig anderen Ebene. Wenn Sie die Ganzheit dieser Bewegung sehen, werden Sie feststellen, dass das Denken mit seinem Image nicht eingreifen und stören wird; Sie sehen dann nur und haben Sinnesempfindungen. Und was sollte daran schlecht sein?

The Network of Thought, A. 44–48

Es geht nicht darum, dass Sie kein Verlangen haben, sondern darum, dass der Geist sehen kann, ohne zu erklären

Nun wollen wir sehen, was mit einem Geist passiert, der immerfort sich selbst kontrolliert, unterdrückt und Verlangen sublimiert. Ein solcher Geist wird unsensibel, unempfindsam, weil er sich ständig mit sich selbst beschäftigt. Obwohl der Verstand vielleicht über Empfindsamkeit spricht, über Güte, obwohl er vielleicht sagt, dass wir doch brüderlich sein sollten, dass wir eine wunderbare bessere Welt bauen müssten und alles andere, worüber Menschen reden, die Verlangen unterdrücken: ein solcher Verstand ist unsensibel, weil er nicht versteht, was er unterdrückt hat. Ob Sie Verlangen unterdrücken oder ihm nachgeben, bleibt letztlich das Gleiche, weil das Verlangen immer noch da ist. Sie mögen das Verlangen nach einer Frau unterdrücken, nach einem Auto, nach einer Stellung; aber gerade auch der Antrieb, der Sie das Verlangen danach unterdrücken lässt, ist für sich genommen eine Form von Verlangen. Wenn Sie also von Verlangen gefangen sind, kommt es darauf an, es zu verstehen und nicht, zu beurteilen, ob es richtig oder falsch ist.

Was ist nun Verlangen? Wenn ich sehe, wie sich ein Baum im Wind bewegt, dann ist das ein schöner Anblick, und was sollte daran nicht in Ordnung sein? Was wäre schlecht daran, die herrliche Bewegung eines Vogels zu beobachten, der auf seinen Schwingen durch die Lüfte fliegt? Warum sollte es falsch sein, ein schönes neues und exzellent gebautes Auto anzusehen? Und was wäre nicht in Ordnung daran, wenn wir einen hübschen Menschen mit ebenmäßigen Zügen anblicken, ein Gesicht, in dem sich Intelligenz und Charakter zeigen?

Das Verlangen belässt es aber nicht dabei. Die Wahrnehmung ist nicht nur einfach Wahrnehmung, sie bringt Sinnesempfindungen hervor. Mit dem Aufsteigen von Sinnesreaktionen wollen Sie berühren, Kontakt aufnehmen, und dann stellt sich der Drang ein, zu besitzen. Sie sagen „Das ist wunderschön, das muss ich haben." Und so beginnt der Wirbel des Verlangens.

Ist es nun möglich, sich der schönen und hässlichen Dinge im Leben bewusst zu sein, sie wahrzunehmen, sie zu beobachten, und nicht zu sagen „Ich muss das haben" oder „Ich darf das nicht haben"? Haben Sie je etwas genau betrachtet? Verstehen Sie, meine Herren? Haben Sie je Ihre Frau beobachtet, Ihre Kinder, Ihre Freunde – sie einfach betrachtet? Haben Sie je eine Blume angeblickt, ohne sie Rose zu nennen, ohne sie in Ihr Knopfloch stecken zu wollen oder sie nach Hause nehmen und jemandem geben zu wollen? Wenn Sie einfach betrachten können ohne alle die Bewertungen des Verstands, dann werden Sie feststellen, dass Verlangen nicht mehr so furchterregend ist. Sie blicken dann ein Auto an, sehen seine Schönheit, und werden nicht vom Drang oder Widerspruch des Verlangens eingefangen. Das erfordert jedoch eine immense Intensität der Betrachtung, nicht nur einen kurzen Blick. Es ist nicht so, dass Sie kein Verlangen hätten, aber der Verstand kann schauen, ohne zu benennen. Ich kann den Mond ansehen und muss nicht sofort sagen: „Das ist der Mond. Sieh nur, wie schön er ist." Es muss sich kein Geplapper des Verstands einmischen. Wenn Sie das tun können, werden Sie herausfinden, dass in der Intensität der Beobachtung, des Spürens, der echten Zuneigung Liebe ihre eigene Tätigkeit entfaltet, die nicht die entgegengesetzte Handlungsweise zum Verlangen darstellt.

Experimentieren Sie damit und Sie werden sehen, wie schwierig es für den Geist ist, etwas zu betrachten, ohne über das, was er sieht, zu palavern. Aber sicher ist doch Liebe so, oder nicht? Wie können Sie lieben, wenn Ihr Verstand nie schweigt und still ist, wenn Sie immerzu über sich selbst nachdenken? Einen Menschen mit Ihrem ganzen Sein zu lieben, mit Ihrem Geist, Herz und Körper, verlangt nach hoher Intensität, und wenn Liebe intensiv ist, verschwindet Verlangen schon bald. Aber die meisten unter uns haben eine derartige Intensität noch nie in Bezug auf irgendetwas erlebt. Wir haben nie Empfindungen für irgendetwas, ohne etwas dadurch erreichen zu wollen. Aber nur der Geist, der diese intensive Energie besitzt, ist fähig, der raschen Bewegung von Wahrheit zu folgen. Wahrheit ist nicht statisch; sie ist schneller als das Denken, und der Verstand kann sie unmöglich erfassen. Um Wahrheit zu verstehen, muss es diese riesige Energie geben, die nicht konserviert oder kultiviert werden kann. Diese Energie entsteht nicht durch Selbstverleugnung, durch Unterdrückung. Im Gegenteil: sie fordert vollständiges Loslassen, und Sie können sich selbst nicht loslassen oder irgendetwas aufgeben, das Sie haben, wenn Sie nur ein Resultat anstreben.

Es ist möglich, in dieser Welt ohne Neid zu leben, einer Welt, die doch auf Neid beruht, auf dem Erwerb von Besitz und Macht und sozialer Stellung. Das verlangt jedoch eine ungewöhnlich hohe Intensität, eine Klarheit des Denkens, des Verstehens. Sie können nicht frei von Neid sein, ohne sich selbst zu verstehen. Der Anfang ist hier, nicht irgendwo sonst. So lange Sie nicht bei sich selbst beginnen, können Sie tun, was Sie wollen, und Sie werden doch nie ein Ende des Kummers erfahren.

Collected Works, Vol. X, S. 245

Sie können für Verlangen nicht offen sein, wenn Sie es verdammen oder vergleichen

Es ist also notwendig, Verlangen zu verstehen. Sie müssen Verlangen *verstehen*, nicht frei von Verlangen *sein*. Wenn Sie das Wünschen abtöten, sind Sie wie gelähmt. Wenn Sie einen Sonnenuntergang vor sich ansehen, dann ist das Schauen an sich ein Entzücken, wenn Sie nur ein bisschen sensibel sind. Auch das Entzücken ist Verlangen. Wenn Sie diesen Sonnenuntergang nicht sehen und sich zugleich daran erfreuen können, dann sind Sie nicht empfindsam. Wenn Sie einen reichen Mann in einem großen Auto nicht sehen und sich darüber freuen können – nicht, weil Sie selbst ein solches Auto wollen, sondern nur, weil es Sie freut, das zu sehen –, oder wenn Sie einen armen, ungewaschenen, ungebildeten Menschen, der sich in Not befindet, nicht sehen können und dabei enormes Mitleid spüren, Zuneigung, Liebe, dann sind Sie nicht empfindsam. Wie wollen Sie dann die Realität finden, wenn Sie nicht diese Art von Sensibilität und Gefühl haben?

Sie müssen also Verlangen verstehen. Und damit Sie jeden Impuls von Verlangen verstehen, müssen Sie Raum haben und dürfen nicht versuchen, den Raum mit Ihren eigenen Gedanken oder Erinnerungen anzufüllen oder damit, dass Sie überlegen, wie man etwas erreicht oder wie man Verlangen zerstört. Die meisten von uns haben keine Liebe; wir wissen nicht, was das bedeutet. Wir kennen Vergnügen, wir kennen Leid. Wir kennen die Unbeständigkeit von Vergnügen und, wahrscheinlich, von anhaltendem Leid. Und wir kennen den Genuss von Sex und die Freuden, Ruhm, Stellung, Prestige zu erlangen, die Freude, starke Kontrolle über den eigenen Körper zu besitzen, wie es die Asketen tun, unsere Errungenschaften säuberlich zu notieren – das kennen wir alles. Und wir reden die ganze Zeit über Liebe, aber wir wissen nicht, was sie bedeutet, weil wir Verlangen nicht verstanden haben, welches der Anfang von Liebe ist.

Ohne Liebe gibt es keine Moral; stattdessen existiert eine Anpassung an ein Muster, an ein gesellschaftliches oder sogenanntes religiöses Muster. Ohne Liebe gibt es keine Tugend. Liebe ist etwas Spontanes, Reales, Lebendiges. Und Tugend ist keine Sache, die Sie durch ständige Übung entwickeln; sie ist, ähnlich wie Liebe, ebenfalls spontan. Tugend ist keine Erinnerung, entsprechend welcher Sie als ein tugendhaftes menschliches Wesen funktionieren. Wenn Sie keine Liebe haben, sind Sie nicht tugendhaft. Sie gehen vielleicht in die Kirche, Sie führen unter Umständen ein ehrbares Familienleben, Sie mögen den sozialen Moralvorstellungen entsprechen, aber Sie sind nicht tugendhaft, weil Ihr Herz öde ist, leer, dumpf, dumm, weil Sie Verlangen nicht verstanden haben. Deshalb wird das Leben zu einem endlosen Schlachtfeld, und Anstrengungen enden immer mit dem Tod. Jede Bemühung endet mit dem Tod, weil das alles ist, was Sie kennen.

Ein Mensch, der Verlangen verstehen kann, muss jeden Impuls von Geist und Herz wahrnehmen, ihm lauschen und ihn verstehen; jede Stimmung, jede Veränderung von Denken und Fühlen muss er beachten. Er muss dafür wach und lebendig sein. Sie können nicht lebendig werden, wenn Sie verurteilen oder vergleichen. Sie müssen sich um Verlangen kümmern, weil das Ihnen ein tiefgreifendes Verstehen vermittelt. Und aus diesem Verstehen entspringt Empfindsamkeit, Sensibilität. Dann sind Sie nicht nur rein körperlich für Schönheit sensibel – wie für den Schmutz, die Sterne, ein lachendes Gesicht oder Tränen –, sondern auch für alles Gestammel, für das Flüstern in Ihrem Geist, die geheimen Hoffnungen und Ängste.

Aus diesem achtsamen Zuhören und Beobachten entsteht Leidenschaft, die der Liebe gleichkommt. Und nur dieser Zustand kann helfen. Und nur dieser Zustand weiß, weil er zu kooperieren versteht, wann er nicht kooperieren soll. Aus der Tiefe dieses Verstehens, dieses Betrachtens, wird der Geist effizient, klar, voller Vitalität, Kraft; nur ein solcher Geist kann sehr weit gelangen.

Collected Works, Vol. XIV, S. 99–100

Frage: Man sieht anscheinend die Dummheit von Verlangen ein und scheint frei davon zu sein, aber dann kommt es wieder.

Antwort: Ich habe nie gesagt, dass ein freier Geist kein Wünschen kennt. Was sollte am Verlangen schlecht sein? Das Problem taucht erst auf, wenn es einen Konflikt auslöst, wenn ich das schöne Auto da drüben haben möchte, das ich nicht haben kann. Aber das Auto anzusehen, die Eleganz seiner Linien zu bewundern, die Farben, seine Geschwindigkeit – was ist daran falsch? Ist das Verlangen, das Auto anzusehen, schlecht? Verlangen wird nur dann drangvoll und zwanghaft, wenn ich die Sache besitzen will. Wir sehen, dass immer dann, wenn wir Sklave einer Sache werden – sei es zu rauchen, zu trinken, auf eine bestimmte Weise zu denken – Verlangen dahinter steckt, und die Bemühung, sich von diesem Verhaltensmuster zu lösen, ist auch durch Verlangen ausgelöst, und deshalb sagen wir, dass wir einen Zustand erlangen müssen, in dem es kein Wünschen, kein Verlangen gibt. Sehen Sie, wie wir unser Leben mit unserer Engstirnigkeit formen? So wird unser Leben eine mittelmäßige Angelegenheit, voller unbekannter Ängste und dunkler Ecken. Aber wenn wir all das verstehen, worüber wir gesprochen haben, indem wir es so sehen, wie es wirklich ist, dann bekommt Verlangen, denke ich, eine ganz andere Bedeutung.

Collected Works, Vol. XII, S. 201

Der Widerstand gegen Leid oder das Streben nach Freuden: beides gibt dem Verlangen Dauer

Wir sagen nicht, dass Sie ohne Verlangen sein sollen oder dass Sie Wünsche unterdrücken müssen, wie es alle Ihre religiösen Bücher sagen oder wie es alle Ihre Gurus sagen. Im Gegenteil: Wir wollen diese Frage des Verlangens gemeinsam erforschen. Wenn Sie Verlangen unterdrücken, dann zerstören Sie sich selbst, Sie lähmen sich, Sie werden unsensibel, dumpf, dumm – wie alle religiösen Leute es gemacht haben. Sie leugnen Schönheit, Empfindsamkeit, weil sie Verlangen unterdrückt haben. Wenn Sie jedoch anfangen, die Feinheiten von Verlangen zu verstehen, dann werden Sie Wünsche nicht unterdrücken, Sie werden nie irgendetwas unterdrücken. Ich komme später noch darauf zurück.

Was ist Verlangen? Verlangen taucht auf, wenn Sie eine schöne Frau sehen, ein schönes Auto, einen gut gekleideten Mann oder ein schönes Haus. Da ist die Wahrnehmung, dann die Sinnesempfindung aufgrund von Kontakt und dann Verlangen. Ich sehe, dass Sie einen hübschen Mantel tragen. Es gibt Wahrnehmung, das Sehen, die Anziehung, der Schnitt des Mantels und die Sinnesempfindung; und dann den Wunsch, diesen Mantel zu haben. Das ist sehr einfach.

Was gibt dem Verlangen nun Dauer? Ich weiß, wie Verlangen entsteht, das ist ziemlich einfach. Was gibt ihm aber anhaltende Dauer? Das fortgesetzte Verlangen gibt ihm Kraft und wird zum Willen, wie man leicht nachvollziehen kann, nicht wahr? Ich muss also herausfinden, was dem Verlangen Dauer gibt. Wenn ich das feststelle, dann weiß ich, wie ich mit Wünschen umgehen kann, und werde sie nie unterdrücken.

Was gibt dem Verlangen also seine Dauer? Ich sehe etwas Schönes, etwas, was attraktiv ist, und ein Verlangen wird geweckt. Und nun muss ich herausfinden, was ihm seine Vitalität gibt, was ihm die Stärke seiner Dauer gibt. Es gibt etwas, das mir Vergnügen bereitet, und ich gebe ihm Kontinuität, indem ich darüber nachdenke. Man denkt über Sex nach. Sie denken darüber nach und geben der Sache damit eine Kontinuität. Oder Sie denken an den Kummer oder die Schmerzen, die Sie gestern hatten, und geben beidem dadurch Dauer. Das Auftauchen von Verlangen ist also natürlich und unvermeidlich; Sie müssen Wünsche haben, Sie müssen reagieren, sonst sind Sie ein totes Leben. Worauf es aber ankommt, ist zu erkennen, selbst herauszufinden, wann Sie einer Sache Dauer geben und wann nicht.

Sie müssen also den Aufbau des Denkens, seine Struktur verstehen, da es auf das Verlangen einwirkt, es kontrolliert, es formt und ihm Dauer gibt. Das ist klar. Denken funktioniert aufgrund von Erinnerung und so weiter – darauf gehen wir jetzt ein. Wir weisen nur darauf hin, wie Verlangen, indem man ständig daran denkt, gestärkt wird und eine Fortsetzung erfährt, woraus der Wille entsteht. Mit diesem Willen arbeiten wir dann. Und dieser Wille beruht auf Vergnügen und auf Leiden. Wenn etwas mir

Freude macht, will ich mehr davon; wenn es mich schmerzt, widersetze ich mich ihm.

Der Widerstand gegen Leid oder das Streben nach Freude: beides gibt dem Verlangen Dauerhaftigkeit. Wenn ich das verstehe, taucht die Frage nach einer Unterdrückung von Verlangen gar nicht auf. Wenn Sie Wünsche unterdrücken, wird das unweigerlich zu anderen Konflikten führen, das ist wie beim Versuch, eine Krankheit zu unterdrücken. Sie können eine Krankheit nicht unterdrücken, Sie müssen Sie herausbringen; Sie müssen sich in sie einlassen und unternehmen, was dagegen getan werden muss. Wenn Sie die Krankheit jedoch unterdrücken, wird sie an Kraft gewinnen und stärker werden und Sie später angreifen. Ähnliches gilt für das Verlangen: wenn Sie sein Wesen verstehen und verstehen, was ihm Dauer verleiht, werden Sie nie, unter keinen Umständen, Verlangen unterdrücken. Das bedeutet nun aber nicht, dass Sie in Verlangen schwelgen. Denn sobald Sie im Wünschen schwelgen, bringt das sein eigenes Leid mit sich, sein eigenes Vergnügen, und Sie befinden sich wieder im Teufelskreis.

Collected Works, Vol. XV, S. 59–60

Verlangen wird etwas Aufflammendes …

Wir sehen, wie Verlangen aufsteigt, was ganz einfach ist. Und dann müssen wir herausfinden, was dem Verlangen Kontinuität gibt. Das ist die wirklich wichtige Frage – nicht, wie Verlangen entsteht. Wir wissen, wie Verlangen entsteht. Ich sehe etwas Schönes, ich möchte es. Ich sehe etwas Hässliches, Schmerzliches, das mich an alle möglichen Dinge erinnert, und ich stelle es beiseite. Wir werden uns des Aufsteigens von Wünschen bewusst, aber die meisten von uns haben sich nie mit der Frage beschäftigt, was den Wünschen Kontinuität verleiht und was in diesem fortgesetzten Verlangen die Widersprüche hervorbringt.

Wenn es keine Gegensätzlichkeit gäbe – was der Kampf zwischen Gut und Böse ist, zwischen Leiden und Freuden, zwischen Erfüllung und Frustration –, wenn es diese Widersprüchlichkeit im Verlangen und in seiner Dauer nicht gäbe, wenn man das richtig verstände, dann würde Verlangen einen ganz anderen Sinn gewinnen. Dann wäre unser Wünschen etwas, das aufflammt, es hätte die Eigenschaft eines Drangs, einer Schönheit, einer kraftvollen Reaktion – und es wäre nichts, wovor man sich fürchten oder das zerstört, erstickt oder geleugnet werden müsste.

Collected Works, Vol. XV, S. 18

Frage: Alle Religionen lehren, dass man die Sinne beherrschen muss. Sind die Sinne wirklich ein Hindernis bei der Entdeckung von Wahrheit?

Lassen Sie uns die Wahrheit in dieser Sache herausfinden und uns nicht auf das stützen, was verschiedene Lehrer und Bücher gesagt haben oder was Ihr Guru Ihrem Geist eingeprägt hat. Wir kennen die außergewöhnliche Sensibilität der Sinne, der Sinne des Tastens, Hörens, Sehens, Schmeckens und Riechens. Eine Blume ganz wahrzunehmen, sich ihrer Farbe bewusst zu werden, ihren feinen Duft und ihre Schönheit aufzunehmen – dazu brauchen Sie die Sinne. Das Problem entsteht, wenn Sie eine schöne Frau oder einen ansehnlichen Mann sehen oder ein feines Auto, denn dann taucht Verlangen auf. Lassen Sie uns das in Ruhe betrachten.

Sie sehen ein schönes Auto. Es kommt zur Wahrnehmung oder zum Sehen, dann zur Sinnesempfindung, zum Kontakt und schließlich zum Wünschen. So entsteht Verlangen. Dann sagt das Verlangen: „Es wäre so herrlich, dieses Auto zu besitzen, ich muss es einfach haben." Dann verwenden Sie Lebenszeit und Energie darauf, Geld zu bekommen, um das Auto zu kaufen. Die Religion sagt dann aber: „Das ist sehr schlecht; es ist übel, weltlich zu sein. Deine Sinne werden dich in die Irre führen, also musst du sie unterwerfen, kontrollieren. Schau keine Frau an, oder sieh keinen Mann an; disziplіniere dich selbst, sublimiere deine Wünsche." So fangen Sie also an, Ihre Sinne zu hemmen, und beginnen so, Unempfindlichkeit zu kultivieren. Oder um sich herum Hässlichkeit zu sehen, Schmutz, Verwahrlosung und Neid, und es aus dem Bewusstsein zu drängen und zu sagen: „Das ist übel. Ich muss Gott finden, die Wahrheit." Auf der einen Seite unterdrücken Sie Wahrnehmungen und machen die Sinne unempfindlich, und auf der anderen Seite versuchen Sie, sich für Gott zu öffnen und sensibel zu werden; damit wird Ihr ganzes Wesen unsensibel. Verstehen Sie? Wenn Sie Verlangen in irgendeiner Form unterdrücken, wird Ihr Geist offensichtlich unempfindlich, obwohl Sie Gott suchen.

Das Problem ist also, Verlangen zu verstehen und nicht zu seinem Sklaven zu werden. Das heißt, dass Sie mit Ihrem Körper, Ihrem Geist und Ihrem Herzen ganz sensibel umgehen, dass Sie empfänglich für Schönheit und für Hässlichkeit sind, empfindsam für den Himmel, die Blumen, den Vogelflug, den Sonnenuntergang über dem Wasser, die Gesichter um Sie herum, die Heuchelei und die Falschheit Ihrer eigenen Illusionen. Es geht darum, sensibel für all das zu sein, worauf es ankommt, und nicht nur Empfindsamkeit für Wahrheit und Schönheit zu kultivieren, während man alles andere wegwischt. Alles andere zu leugnen, führt zu Unsensibilität.

Wenn Sie darüber nachdenken, werden Sie feststellen, dass Sie die gesamte Tiefe und Schönheit und Herrlichkeit der Existenz leugnen, wenn Sie die Sinne unterdrücken und sie unempfindlich für all das machen, was turbulent ist, widersprüchlich, voller Konflikte steckt und Sorgen bereitet, so wie es all die Swamis, Yogis und religiösen Leute gern hätten. Um die Wahrheit zu verstehen, brauchen Sie umfassende Sensibilität. Verstehen Sie das? Die Wirklichkeit verlangt Ihr ganzes Sein; Sie müssen sich mit Körper, Geist und Herz darauf einlassen, als ganzes menschliches Wesen, nicht mit einem gelähmten Geist, der durch Disziplin unempfindsam gemacht worden ist. Dann werden Sie herausfinden, dass Sie vor den Sinnen keine Angst haben müssen, weil Sie wissen, wie Sie mit ihnen umgehen und dass sie Sie nicht in die Irre führen werden. Sie werden die Sinne verstehen, sie lieben, ihre ganze Bedeutung erkennen, und dann werden Sie sich nicht länger mit Unterdrückung und Selbstkontrolle quälen.

Liebe ist nicht göttliche Liebe oder eheliche Liebe oder brüderliche Liebe – Sie kennen all die Etiketten. Liebe ist einfach nur Liebe, sie braucht nicht Ihre eigene Bedeutung dazu. Wenn Sie eine Blume mit Ihrem ganzen Wesen lieben, heißt das nicht, nur zu sagen: „Wie schön" und weiter zu gehen; wenn Sie einen Menschen vollständig lieben, mit Ihrem ganzen Körper, Geist und Herzen, dann werden Sie kein Verlangen darin finden, und deshalb gibt es auch keinen Konflikt, keinen Widerspruch. Erst das Verlangen erzeugt Widerspruch, Misere, den Konflikt zwischen dem, *was ist*, und dem, was *sein sollte*, dem Ideal. Der Mensch, der seine Sinne unterdrückt hat und sich selbst unempfindlich gemacht hat, weiß nicht, was Liebe ist. Deshalb wird er Gott nicht finden, und wenn er die nächsten zehntausend Jahre meditiert. Nur wenn Ihr ganzes Wesen und Ihr ganzes Sein sensibel für alles ist – bis in die Tiefen Ihres Fühlens, in die ungewöhnlichen Feinheiten Ihres Geistes und nicht nur für das, was Sie Gott nennen –, hört Verlangen auf, widersprüchlich zu sein. Dann vollzieht sich ein völlig anderer Prozess, der nichts mit dem Prozess des Verlangens zu tun hat. Liebe ist eine ganz eigene Kraft, eine eigene Wesenheit, und sie hat ihre eigene Handlungsweise.

Collected Works, Vol. X, S. 235–236

Lassen Sie das Wünschen los, lassen Sie es entweder fortfliegen oder verwelken: das ist die Essenz eines Geistes, der nicht in Konflikt ist

Bisher haben wir immer etwas mit dem Verlangen getan, es in die rechten Bahnen geleitet, ihm die richtige Richtung gegeben, das richtige Ziel. Wenn der Verstand, der konditioniert worden ist, der immerzu in den Kategorien von Leistung durch Training, durch Ausbildung denkt, nicht mehr weiter versucht, Verlangen als etwas von ihm Getrenntes zu handhaben, wenn der Verstand nicht mehr in das Wünschen eingreift, was ist dann nicht in Ordnung mit dem Verlangen? Ist es dann immer noch dasselbe, was wir immer als Verlangen gekannt haben? Bitte gehen Sie dem nach, kommen Sie mit mir mit.

Sehen Sie, wir haben Wünschen immer betrachtet als etwas, was Erfüllung finden muss, als Erfolg oder Gewinn, als Reichwerden, innerlich oder äußerlich, als etwas, das zu vermeiden ist oder wovon wir mehr wollen. Und wenn Sie sich all das ansehen und es dann beiseite legen, dann hat dieses Gefühl, das wir bislang Verlangen oder Wünschen genannt haben, eine ganz andere Bedeutung, nicht wahr? Dann können Sie ein schönes Auto, ein hübsches Haus, ein reizendes Kleid ansehen, ohne es haben zu wollen, ohne sich damit zu identifizieren.

Frage: Sind es die Widersprüche im Wünschen und Verlangen, die es so unmöglich machen, damit richtig umzugehen?
Antwort: Wo sind Widersprüche? Denken Sie das bitte bis zu Ende. Ich möchte reich sein, mächtig, wichtig, und doch sehe ich die Vergeblichkeit des Strebens danach, weil ich feststelle, dass die großen Leute mit all ihren Titeln und so weiter einfach Nobodys sind. Hier gibt es also einen Widerspruch. Warum nun? Warum gibt es diesen Zug in verschiedene Richtungen, warum geht nicht alles in dieselbe Richtung? Folgen Sie dem, was ich meine? Wenn ich Politiker sein will, warum werde ich dann nicht

einer und mache meine Sache? Warum findet der Rückzug statt? Lassen Sie uns das diskutieren.

Frage: Wir haben Angst davor, was passieren könnte, wenn wir uns einem Verlangen gänzlich überlassen.
Antwort: Haben Sie sich einmal an etwas hingegeben, total, vollständig?

Frage: Ein oder zwei Mal, für wenige Minuten.
Antwort: Vollständig darin aufgegangen? Vielleicht sexuell, aber davon abgesehen, wissen Sie, wann Sie sich einmal völlig an etwas hingegeben haben?

Frage: Vielleicht beim Musikhören?
Antwort: Schauen Sie. Ein Spielzeug absorbiert ein Kind vollständig. Geben Sie einem Kind ein Spielzeug, und es kann völlig glücklich sein. Es ist nicht unruhig, es ist beschäftigt, es ist ganz *da.* Ist das, was wir unter sich etwas völlig hingeben verstehen? Die Politiker, die religiösen Leute – sie geben sich einer Sache hin. Warum? Es bedeutet Macht, Status, Prestige. Die Vorstellung, jemand zu sein, absorbiert sie wie ein Spielzeug. Aber bedeutet sich mit etwas zu identifizieren auch, sich dieser Sache hinzugeben? Es gibt Menschen, die sich mit ihrem Land, ihrer Königin, ihrem König und so weiter identifizieren; das stellt eine weitere Form von Aufgehen in einer Sache. Bedeutet das, sich einer Sache hinzugeben?

Frage: Ist es jemals möglich, sich etwas ganz hinzugeben, oder bleibt nicht immer eine Trennung bestehen?
Antwort: Genau so ist es. Das stimmt. Sehen Sie, wir können uns gar nicht selbst an etwas ganz hingeben.

Frage: Ist es möglich, sich jemandem hinzugeben?
Antwort: Wir versuchen das; wir versuchen, uns mit dem Mann,

mit der Frau, mit dem Kind, mit dem Namen zu identifizieren – aber Sie wissen das besser als ich, was dann geschieht. Warum sollten wir also darüber sprechen? Sehen Sie, wir weichen von unserem Thema ab.

Frage: Ein Verlangen ist gut und schön, so lange es nichts anderem schadet.
Antwort: Gibt es falsches Verlangen und richtiges Verlangen? Damit gehen Sie zurück an den Anfang; wir haben das sicher schon genügend behandelt. Sehen Sie, wie wir das schon übertragen haben: das Verlangen, das gut und schlecht ist, wertvoll und sinnlos, edel und unedel, schädlich und günstig? Schauen Sie tief hinein. Sie haben es aufgespalten, nicht wahr? Diese Aufspaltung ist die Ursache des Konflikts. Nachdem Sie durch Aufspaltung den Konflikt eingeführt haben, haben Sie nun ein weiteres Problem angesprochen: wie können wir den Konflikt loswerden?

– Wir haben an diesem Abend im Gespräch fünfzig Minuten lang versucht, die wahre Bedeutung von Verlangen zu ergründen. Wenn man die Bedeutung von Verlangen sieht, das sowohl Gutes wie Schlechtes beinhaltet, wenn man die gesamte Bedeutung dieses Konflikts sieht, dieser Aufspaltung – wenn man das nicht nur verbal behandelt, sondern richtig versteht, wenn man sich sozusagen darin verbissen hat –, dann bleibt nur Verlangen. Aber wir beharren darauf, es als gutes oder schlechtes Wünschen zu bewerten, als günstig und ungünstig. Ich hatte anfangs gedacht, dass wir diese Aufspaltung wegwischen könnten, aber das fällt gar nicht so leicht. Es fordert Anwendung, Wahrnehmung, Einsicht.

Frage: Ist es möglich, das Objekt des Wünschens loszuwerden und bei der Essenz des Verlangens zu bleiben?
Antwort: Warum sollte ich das Objekt loswerden? Was ist Schlechtes an einem schönen Auto? Sie erzeugen den Konflikt für sich selbst, wenn Sie diese Trennung zwischen Essenz und Objekt vornehmen. Die Ausrichtung der Essenz verändert das

Objekt die ganze Zeit, und darin liegt ja die Misere. Wenn man jung ist, will man die Welt, und wenn man älter wird, hat man die Welt satt.

Wir waren dabei zu versuchen, Verlangen zu verstehen und in der Folge Konflikt absterben, verwelken zu lassen. Wir haben viele Themen behandelt. Den Drang nach Macht, der in allen unter uns so stark ist, so eingefleischt, und dazu zählen das Herrschen über Untergebene, die Dominanz über den Mann, die Frau – Sie wissen, was ich meine. Vielleicht sind einige von Ihnen im Verlauf der Diskussion in diese Sache eingestiegen: dann haben Sie gesehen, wo der Verstand und das Gemüt Erfüllung oder Befriedigung suchen und wie das zu Frustration und damit zu Leid und Konflikt führt. Das einfach wahrzunehmen führt dazu, es loszulassen.

Vielleicht sind manche von Ihnen nicht nur einfach den Worten gefolgt, sondern haben auch die Bedeutung des Gefühls des Wünschens verstanden, die Folgerungen, die mit dem Verlangen verbunden sind, jemand zu sein – und letztlich seine Unwürdigkeit. Der Politiker strebt nach Erfüllung, der Priester tut es, jeder macht das, und man kann ja sehen, wie vulgär – um dieses deutliche Wort zu verwenden – es ist.

Kann man das alles wirklich einfach loslassen? Betrachten Sie es so: wenn Sie etwas sehr Giftiges ansehen, dann wird Ihnen damit, dass Sie es loslassen, eine große Last von den Schultern genommen. Sie sind davon befreit, mit einer Handbewegung ist es weg. Dann werden Sie an den Punkt gelangen, der wirklich außergewöhnlich bedeutsam ist. Nicht in Bezug auf all das – das hat seine eigene Bedeutung –, sondern im Hinblick auf etwas anderes: nämlich einen Geist, der Verlangen verstanden hat, das Gefühl und den Gedanken dahinter, und deshalb über das Verlangen hinausgeht. Verstehen Sie das Wesen eines solchen Geistes – nicht seine verbale Beschreibung. Das Bewusstsein ist dann hoch sensibel und in der Lage, ohne Konflikt intensiv zu reagieren, es ist empfindsam für jede Form der Anforderung. Ein solches Bewusstsein ist jenseits allen Fühlens und Denkens, und seine Tätigkeit findet nicht mehr länger im Bereich des sogenannten Verlangens statt.

Für die meisten von uns ist das, fürchte ich, eine Menge Firlefanz, ein wünschenswerter Zustand, der erst noch erschaffen werden muss. Aber auf dem Weg des Schaffens gelangen Sie dort nicht hin, auch nicht mit Hilfe irgendwelcher Mittel und Methoden. Dieser Zustand entsteht von selbst, wenn man all das wirklich versteht, und dann müssen Sie überhaupt nichts tun.

Bitte missverstehen Sie nicht, was gesagt wurde: wenn Sie das Verlangen einfach loslassen könnten, einfach so lassen könnten, wie es eben ist, so dass es entweder auf und davon fliegt oder verwelkt, wenn Sie es einfach in Ruhe lassen können, dann ist das die eigentliche Essenz eines Geistes, der nicht in Konflikt ist.

Collected Works, Vol. XII, S. 150–153

Wir werden feststellen, dass Liebe und Verlangen und Leidenschaft dasselbe sind – wenn Sie eines zerstören, zerstören Sie das andere auch

Es kommt darauf an, Verlangen zu verstehen, und es ist sehr schwierig, etwas zu verstehen, was so lebendig ist, so fordernd, so dringend, weil bereits in der Erfüllung von Verlangen Leidenschaft erzeugt wird, mit all ihren Freuden und Leiden. Wenn man Verlangen verstehen will, darf es dabei kein Wollen oder Werten geben. Sie können Wünschen nicht als gut oder schlecht, als edel oder unedel beurteilen oder sagen: „Ich werde dieses Verlangen beibehalten, jenen Wunsch aber ablehnen." All das müssen wir beiseite legen, wenn wir die Wahrheit von Verlangen ergründen wollen – seine Schönheit, seine Hässlichkeit oder wie es sich auch darstellen mag. Es ist eine merkwürdige Sache, sich klar zu machen, dass hier im Westen viele Wünsche erfüllt werden können. Sie haben Autos, Wohlstand, bessere Gesundheit, die Fähigkeit, Bücher zu lesen, Wissen zu erwerben, und die Möglichkeit, viele verschiedene Erfahrungen zu machen. Wenn Sie in den Orient gehen, finden Sie Menschen, die immer noch nur Essen wollen, Kleidung, ein Dach über dem Kopf, Menschen, die immer noch im Leid und der Erniedrigung von Armut gefangen sind. Aber sowohl im Westen als auch im Osten brennt das Verlangen die ganze Zeit, in jeder Richtung; äußerlich und tief innen ist es vorhanden. Der Mensch, der der Welt entsagt, wird durch sein Streben nach Gott genauso verkrüppelt wie der Mensch, der nach Wohlstand strebt. Verlangen existiert die ganze Zeit, es brennt, widerspricht sich selbst, erzeugt Unruhe, Angst, Schuldgefühle und Verzweiflung.

Ich weiß nicht, ob Sie das schon einmal ausprobiert haben, aber was passiert, wenn Sie Verlangen nicht verdammen, es nicht als gut oder schlecht bewerten, sondern es sich einfach nur bewusst machen? Wissen Sie, was es heißt, sich über etwas bewusst zu sein? Die meisten von uns sind sich dessen nicht bewusst, weil wir uns derart daran gewöhnt haben, abzuurteilen, zu bewerten, einzuordnen, zu bezeichnen und zu wählen. Die Entscheidung für oder gegen eine Sache verhindert offensichtlich Bewusstheit, weil Entscheidungen immer aufgrund von Konflikten getroffen werden. Bewusst zu sein, wenn Sie in ein Zimmer kommen, alle Möbel zu sehen, den Teppich oder die Tatsache, dass es keinen gibt, und so weiter – es einfach zu sehen, sich dessen bewusst zu werden ohne irgendein Gefühl der Beurteilung: das ist sehr schwierig. Haben Sie jemals versucht, eine Person, eine Blume, eine Idee, ein Gefühl ohne jeder Entscheidung oder Bewertung anzuschauen?

Wenn man nun dasselbe mit Verlangen macht, wenn man damit lebt – Wünsche weder leugnet noch sagt „Was soll ich nur mit diesem Verlangen machen? Es ist so hässlich, so zwanghaft, so gewalttätig", wenn man ihm keinen Namen gibt, kein Symbol und es auch nicht mit einem Wort zudeckt: ist es dann noch eine Ursache für Unruhe oder Chaos? Muss Verlangen dann noch beiseite getan, zerstört werden? Wir wollen es zerstören, weil sich ein Wunsch gegen den anderen richtet und weil deshalb Konflikt entsteht, Leid und Gegensätze. Und wir versuchen, aus diesem immerwährenden Konflikt zu entfliehen. Kann man also die Totalität von Wünschen, von Verlangen bewusst wahrnehmen?

Unter Totalität verstehe ich nicht nur einen Wunsch oder viele, sondern die Totalität von Verlangen an sich. Man kann die Totalität von Verlangen nur dann bewusst wahrnehmen, wenn man sich keine Meinung darüber bildet, wenn man sich damit weder identifiziert noch es verdammt. In dieser Art von Wachheit, von Bewusstheit, ist es dann noch Verlangen oder ist es eine Flamme, eine Leidenschaft, die notwendig ist? Das Wort *Leidenschaft* wird üblicherweise im Zusammenhang mit Sex verwendet. Aber für mich ist Leidenschaft nicht Sex. Sie müssen Leidenschaft haben, Intensität, um mit einer Sache wirklich zu leben. Um voll und ganz zu leben, einen Berg anzuschauen, einen Baum, um einen Menschen wirklich anzublicken, müssen Sie leidenschaftliche Intensität haben. Diese Leidenschaft jedoch, diese Flamme, wird sich nicht entwickeln können, wenn Sie von verschiedenen Zwängen, Verlangen, Widersprüchen und Ängsten umgeben sind. Wie kann eine Flamme überleben, wenn sie von einer Menge an Rauch erstickt wird? Unser Leben ist nichts als Rauch; wir suchen nach der Flamme, aber wir weisen sie ab, indem wir das, was wir Verlangen nennen, unterdrücken, kontrollieren und umformen.

Wie kann es ohne Leidenschaft Schönheit geben? Ich meine nicht die Schönheit von Bildern, Gebäuden, gemalten Frauen und dergleichen. Sie haben ihre eigenen Formen von Schönheit, aber wir sprechen hier nicht von oberflächlicher Schönheit. Eine Sache, die vom Menschen zusammengefügt wurde wie eine Kathedrale, ein Tempel, ein Bild, ein Gedicht oder ein Denkmal, kann schön sein oder auch nicht. Es gibt jedoch eine Schönheit jenseits von Gefühlen und Gedanken, die man nicht erkennen oder verstehen kann, wenn es keine Leidenschaft gibt. Missverstehen Sie also das Wort *Leidenschaft* nicht. Es ist kein hässliches Wort, es ist nichts, was Sie auf dem Markt kaufen oder worüber

Sie romantische Gespräche führen können. Es hat nichts mit Emotion, mit Gefühl zu tun. Es ist nichts, was respektabel zu nennen wäre; vielmehr ist es eine Flamme, die alles zerstört, was unecht ist. Und wir haben immer viel Angst, der Flamme zu erlauben, das zu verzehren, was uns lieb und teuer ist, die Dinge, die wir wichtig nennen.

Schließlich macht das Leben, das wir derzeit führen, das auf Bedürfnissen, Wünschen und Methoden beruht, Verlangen zu kontrollieren, oberflächlicher und leerer denn je. Wir sind vielleicht sehr clever, sehr gebildet, und wir können wiederholen, was wir angesammelt haben, aber die elektronischen Maschinen tun das auch, und in manchen Gebieten sind die Maschinen schon leistungsfähiger als der Mensch, genauer und schneller in ihren Berechnungen. Und so kommen wir darauf zurück: dass wir unser Leben jetzt sehr oberflächlich führen, eng, beschränkt, weil wir tief innen leer und einsam sind und immer versuchen, das zu verdecken, diese Leere mit irgendetwas anzufüllen. Damit wird aus dem Bedürfnis, dem Verlangen, eine schreckliche Sache. Nichts kann diese tiefe innere Leere füllen – keine Götter, keine Erlöser, kein Wissen, keine Beziehung, keine Kinder, kein Mann, keine Frau, nichts. Wenn indes der Verstand, das Gehirn, Ihr gesamtes Wesen das anschauen und damit leben kann, dann werden Sie feststellen, dass, psychologisch betrachtet, im Inneren gar keine Notwendigkeit für irgendetwas besteht. Das ist wahre Freiheit.

Das erfordert jedoch sehr tiefe Einsicht, profunde Untersuchung, unaufhörliches Hinschauen; und vielleicht werden wir aufgrund dessen wissen, was Liebe ist. Wie kann es Liebe geben, wenn es Bindung gibt, Festhalten, Eifersucht, Neid, Ehrgeiz und all das, was mit diesem Wort „Liebe" sonst noch bezeichnet wird? Wenn wir durch diese Leere hindurch gelangt sind – die eine Tatsache und nicht etwa nur eine Vorstellung oder ein Mythos ist –, dann finden wir heraus, dass Liebe und Verlangen und Leidenschaft dasselbe sind. Wenn Sie eines zerstören, zerstören Sie das andere;

wenn Sie eines verderben, verderben Sie Schönheit. Um all das zu erkennen, bedarf es nicht eines entspannten Verstands. Nicht eines hingebungsvollen Geistes oder eines religiösen Bewusstseins, sondern eines Geistes, der immer weiter forscht, der nie zufrieden ist, der immer schaut, beobachtet, sich selbst betrachtet, sich selbst erkennt. Ohne Liebe werden Sie nie herausfinden, was Wahrheit ist.

Collected Works, Vol. XII, S. 244–246

4. Warum ist Sex zu einem Problem geworden?

Was ist Sexualität? – Der Akt selbst kann nie ein Problem darstellen, sondern erst das Denken darüber erzeugt das Problem – Warum denken wir überhaupt über Sex nach? – Wo Liebe ist, ist Sex kein Problem.

Wenn in Ihrem Herzen keine Liebe ist, dann bleibt Ihnen nur eine Sache: Vergnügen. Dieses Vergnügen ist dann Sex, und deshalb wird Sex zu einem solch riesigen Problem. Um es aufzulösen, ist es nötig, es zu verstehen. Wenn Sie es verstehen, beginnen Sie, Ihren Geist zu befreien.

Collected Works, Vol. XVII, S. 130

Beim Sex geht es um viele Dinge, nicht nur um den reinen Akt

Was ist Sex? Ist es der Akt, sind es die genussvollen Bilder, sind es die Gedanken und Erinnerungen? Oder einfach eine biologische Tatsache? Und gibt es die Erinnerung, das Bild, die Erregung, den Drang, wenn es Liebe gibt – wenn ich das Wort verwenden kann, ohne es zu abzuwerten? Ich denke, man muss die körperlichen, biologischen Tatsachen verstehen. Das ist eine Seite. All die Romantisierung, die Aufregung, das Gefühl, dass man sich einem anderen hingegeben hat, die Identifikation mit dem anderen Menschen in dieser Beziehung, das Gefühl der Dauer, die Befriedigung – all das ist eine andere Seite. Wenn wir uns wirklich mit Verlangen beschäftigen, mit Bedürfnissen oder Trieben, wie sehr spielt Sex dabei eine Rolle? Ist es ein psychologisches Bedürfnis, so wie es ein biologisches Bedürfnis ist? Es verlangt einen sehr scharfen Verstand, einen klaren Kopf, um zwischen dem körperlichen und dem psychologischen Bedürfnis zu unterscheiden. Beim Sex geht es um viele Dinge, nicht nur um den Akt. Ist das Verlangen, sich selbst im anderen zu vergessen, ist die Kontinuität der Beziehung, sind Kinder und der Versuch, durch Kinder Unsterblichkeit zu erlangen, sind Frau, Mann, das Gefühl, sich dem anderen hinzugeben, mit all den Begleitproblemen von Eifersucht, Bindung, Angst – und ist die Agonie all dessen – wirklich Liebe? Wenn man Triebe und Bedürfnisse nicht tief innen vollständig versteht, tief in den dunklen Nischen des eigenen Bewusstseins, dann führen Sex, Liebe und Verlangen zu Chaos in unserem Leben.

Collected Works, Vol. XII, S. 247

Frage: Wir wissen, dass Sex eine unausweichliche physische und psychologische Notwendigkeit ist und dabei eine Grundursache für das Chaos im persönlichen Leben unserer Generation. Wie können wir mit diesem Problem umgehen?
Antwort: Wie kommt es, dass wir alles, womit wir uns beschäftigen, gleich zu einem Problem machen? Wir haben Gott zu einem Problem gemacht, wir haben Liebe zu einem Problem gemacht, wir haben Beziehungen, das Leben und Sex zu einem Problem gemacht. Warum? Warum wird alles, was wir tun, zu einem Schrecken? Warum leiden wir? Warum ist Sex ein Problem geworden? Warum akzeptieren wir es, dass wir mit Problemen leben, warum beenden wir sie nicht? Warum sterben wir nicht für unsere Probleme, anstatt sie Tag für Tag, Jahr für Jahr, mit uns herum zu schleppen?

Sex ist sicher eine relevante Frage, aber die primäre Frage lautet: Warum machen wir das Leben zu einem Problem? Arbeiten, Sex, Geld verdienen, denken, fühlen, erfahren – das ganze Geschäft des Lebens – warum ist das ein Problem? Kommt es nicht im Wesentlichen daher, weil wir immer von einem bestimmten Standpunkt aus denken, von einem fixierten Gesichtspunkt aus? Wir denken immer aus einem Zentrum heraus auf die Peripherie hin, aber die Peripherie ist für die meisten von uns das Zentrum, und deshalb wird alles, womit wir uns befassen, oberflächlich. Das Leben ist aber nicht oberflächlich; es verlangt, ganz zu leben, und weil wir nur oberflächlich leben, kennen wir nur oberflächliche Reaktionen. Alles, was wir nur am Rande tun, bringt unweigerlich ein Problem mit sich – und so ist es dann, unser Leben: Wir leben im Oberflächlichen, und wir sind zufrieden damit, mit all den Problemen des Oberflächlichen zu leben. Probleme werden so lange existieren, wie wir an der Oberfläche, an der Peripherie leben. Die Peripherie ist das „Ich" und „mein" und seine Sinnesempfindungen, die veräußerlicht und subjektiv gemacht werden können, die mit dem Universum, mit dem Land oder mit anderen Dingen identifiziert werden können, die vom Verstand erschaffen worden sind.

So lange wir im Bereich des Verstandes leben, muss es Komplikationen geben, muss es Probleme geben – das ist ja alles, was wir kennen. Der Verstand, der Geist, ist eine Sinnesempfindung, das Resultat angesammelter Sinnesempfindungen und Reaktionen, und alles, was er berührt, muss notwendig Leid erzeugen, Verwirrung, ein endloses Problem. Der Verstand ist die wahre Ursache unserer Probleme; dieser Verstand, der Tag und Nacht mechanisch arbeitet, bewusst und unbewusst. Der Verstand ist etwas höchst Oberflächliches, und wir haben über Generationen unser gesamtes Leben damit verbracht, den Verstand, den Geist zu kultivieren, ihn klüger und cleverer zu machen, subtiler, berechnender, unehrlicher und hinterhältiger, was sich ja alles in jeder Tätigkeit unseres Lebens zeigt. Das innerste Wesen unseres Verstandes ist, unehrlich zu sein, betrügerisch, unfähig, mit Tatsachen umzugehen, und das ist es, was die Probleme erzeugt, diese Sache ist das Problem selbst.

Was meinen wir mit dem Problem von Sex? Ist es der Akt oder ist es ein Gedanke über den Akt? Sicher ist es nicht der Akt. Der sexuelle Vorgang ist für Sie kein Problem, genauso wenig wie Essen ein Problem für Sie ist. Wenn Sie aber den ganzen

Tag lang darüber *nachdenken,* zu essen oder irgendetwas anderes zu tun, weil Sie über nichts anderes nachzudenken haben, dann wird es für Sie ein Problem. Ist also der sexuelle Akt das Problem oder das Nachdenken über den Akt? Warum denken Sie darüber nach? Warum also machen Sie ein Problem daraus, wie Sie es offensichtlich tun? Die Kinos, die Illustrierten, die Geschichten, die Art, wie Frauen sich kleiden – alles nährt das Denken an Sex. Warum macht der Verstand daraus so eine große Sache, warum denkt der Geist überhaupt an Sex? Warum? Warum ist es ein zentrales Thema in Ihrem Leben geworden? Obwohl so viele andere Dinge Ihrer Aufmerksamkeit bedürfen, richten Sie Ihre Aufmerksamkeit auf Gedanken an Sex. Was passiert da, warum ist Ihr Bewusstsein so damit beschäftigt? Weil es ein Weg vollständigen Ausbrechens ist, oder nicht? Ein Weg, sich selbst völlig zu vergessen. In dieser Zeit, zumindest in diesem Augenblick, können Sie sich selbst vergessen – und Sie kennen keine andere Möglichkeit, sich selbst zu vergessen. Alles, was Sie sonst im Leben tun, verstärkt das „Ich" und „mein", das Ego. Ihr Beruf, Ihre Religion, Ihre Götter, Ihre Führer, Ihre politischen und wirtschaftlichen Betätigungen, Ihre Fluchten, Ihre gesellschaftlichen Aktivitäten, Ihr Eintritt in eine Partei und die Ablehnung einer anderen – all das betont und verstärkt das Ich.

Es gibt also nur eine Tätigkeit, in der das Ich nicht betont wird, und die wird zum Problem, nicht wahr? Wenn es nur eine Sache in Ihrem Leben gibt, die einen Ausweg zur Flucht in die vollständige Selbstvergessenheit bietet, und sei es nur für wenige Sekunden, dann halten Sie daran fest, weil das der einzige Augenblick ist, in dem Sie glücklich sind. Alle anderen Bereiche und Themen, mit denen Sie in Berührung kommen, werden zum Alptraum, zu einer Quelle von Schmerzen und Leid, also hängen Sie sich an die einzige Sache, die Ihnen völlige Selbstvergessenheit gibt, die Sie Glück nennen. Aber sobald Sie sich daran hängen, wird auch das zu einem Alptraum, weil Sie nicht zum Sklaven werden, weil

Sie sich dann davon befreien wollen. Also erfinden Sie, wieder in Ihrem Verstand, die Idee von Keuschheit, von Zölibat, und Sie versuchen vielleicht, im Zölibat zu leben, keusch zu sein – durch Unterdrückung. Das sind alles Vorgehensweisen des Verstands, der sich vom Tun abschneidet. Und es führt dazu, das Ich umso mehr zu betonen, das versucht, „jemand" zu werden – so sind Sie erneut in Mühen, Problemen, Anstrengungen und Leiden gefangen.

Sex wird ein ungewöhnlich schwieriges und kompliziertes Problem, so lange Sie nicht den Verstand verstehen, der über das Problem nachdenkt. Der Akt selbst kann nie ein Problem sein – was wir über den Akt denken, erzeugt das Problem. Den Vorgang selbst schützen Sie; Sie leben gelöst oder Sie schwelgen in der sexuellen Beziehung Ihrer Ehe (und machen Ihre Frau oder Ihren Mann damit zu Prostituierten, ohne dass es anders als ehrbar aussieht). Und das reicht Ihnen. Das Problem kann sicher nur dann verstanden werden, wenn Sie den gesamten Prozess und die Struktur von „Ich" und „mein" begreifen: meine Frau, mein Mann, mein Kind, mein Besitz, mein Auto, meine Leistung, mein Erfolg. Bis Sie das alles verstehen und lösen, wird Sex ein Problem bleiben. So lange Sie voller Ehrgeiz sind – politisch, religiös oder auf eine andere Weise –, so lange Sie das Ich betonen, den Denkenden, den Erfahrenden, indem Sie ihn mit Ehrgeiz nähren – sei es nun in Ihrem eigenen Namen oder im Namen des Landes, der Partei oder einer Idee, die Sie Religion nennen –, so lange es also diese Tätigkeit der Ichausdehnung gibt, werden Sie ein sexuelles Problem haben.

Sie schaffen, nähren und dehnen sich und Ihr Ich einerseits aus, und andererseits versuchen Sie, sich selbst zu vergessen, sich auch nur einen Moment lang zu verlieren. Wie können diese beiden Aspekte nebeneinander bestehen? Ihr Leben ist ein Widerspruch; Betonung des Ichs und Vergessen des Ichs. Sex ist nicht das Problem; das Problem ist dieser Widerspruch in Ihrem Leben, und er kann nicht vom Verstand überbrückt werden, weil der Verstand selbst ein Widerspruch in sich ist. Diesen Widerspruch kann nur verstehen, wer den Vorgang und Ablauf der eigenen täglichen Existenz ganz versteht.

Wenn Sie als Mann ins Kino gehen und Frauen auf der Leinwand ansehen, wenn Sie Bücher lesen, die Ihre Vorstellung anregen, wenn Sie Illustrierte anschauen; die Art, wie Sie Frauen ansehen, die verstohlenen Blicke, die Ihre Augen fangen – all diese Dinge ermuntern den Geist auf hinterlistige Weise, das Ich zu verstärken, und gleichzeitig versuchen Sie, freundlich, liebevoll, zärtlich zu sein. Beides passt nicht zusammen. Der Mann, der ehrgeizig ist, sei es spirituell oder auf einem anderen Gebiet, wird nie frei von Problemen sein, weil Probleme nur aufhören, wenn das Ich vergessen wird, wenn „Ich" und „mein" nicht vorhanden sind. Dieser Zustand der Nicht-Existenz des Ich ist kein Willensakt, auch keine bloße Reaktion auf etwas. Sex wird zu einer Reaktion; wenn der Verstand das Problem zu lösen versucht, macht er es nur noch komplizierter und verwirrender, problematischer und leidvoller. Nicht der Akt ist das Problem, sondern der Verstand, der den Anspruch hat, keusch zu sein. Keuschheit ist keine Sache des Verstands. Der Verstand kann nur seine eigenen Aktivitäten unterdrücken, und Unterdrückung hat nichts mit Keuschheit zu tun.

Keuschheit ist keine Tugend, Keuschheit kann man nicht kultivieren. Der Mensch, der Demut kultiviert, ist sicher kein demütiger Mensch. Er nennt vielleicht seinen Stolz Demut, aber er ist ein stolzer Mensch, und deshalb versucht er, demütig zu werden. Stolz kann niemals demütig werden, und Keuschheit ist keine Sache des Geistes – Sie können nicht keusch werden. Sie werden Keuschheit erst dann kennen, wenn es Liebe gibt, und Liebe kommt nicht aus dem Geist, und sie ist auch keine Sache des Verstandes.

Das Problem mit dem Sex, das so viele Menschen in der ganzen Welt quält, kann deshalb so lange nicht gelöst werden, bis sie den Verstand, den Geist verstehen. Wir können das Denken nicht beenden, aber das Denken hört auf, wenn der Denkende aufhört zu bestehen; und der Denkende hört nur auf zu existieren, wenn er den gesamten Prozess hinter all dem versteht. Angst entsteht, wenn es eine Spaltung zwischen dem Denkenden und seinen Gedanken gibt. Nur dort, wo es keinen Denkenden mehr gibt, nur dort existiert kein Konflikt im Denken. Was ohnehin vorhanden ist und implizit besteht, muss nicht erst unter Mühen verstanden werden. Der Denkende entsteht erst durch das Denken selbst; dann bemüht sich der Denkende, seine Gedanken zu bilden und zu beherrschen oder sie zu beenden. Der Denkende ist eine fiktive Gestalt, eine Illusion des Verstands, des Geistes. Wenn man Denken als ein Faktum erkennt, dann gibt es keine weitere Notwendigkeit, über das Faktum nachzudenken. Wo es einfache, erwartungslose und nicht auf Entscheidungen zielende Bewusstheit gibt, beginnt sich das, was im Faktum impliziert ist, selbst zu offenbaren; damit endet Denken als Faktum. Dann werden Sie erkennen, dass die Probleme, die unser Herz und unseren Geist verzehren, die Probleme unserer sozialen Struktur, gelöst werden können. Dann ist Sex kein Problem mehr, es hat seinen angemessenen Platz, es ist weder eine unreine noch eine reine Angelegenheit. Sex hat seinen Platz, aber wenn der Verstand ihm einen vorherrschenden Platz gibt, dann wird er zum Problem. Der Verstand verleiht Sex einen dominanten Platz, weil er nicht ohne ein bisschen Glück leben kann, und so wird Sex zu einem Problem. Wenn der Verstand seinen ganzen eigenen Prozess versteht und so zu einem Ende kommt, wenn das Denken aufhört, dann entsteht schöpferische Tätigkeit, und die Schöpfung macht uns glücklich. Es bedeutet Wonne und Segen, in einem Zustand der schöpferischen Tätigkeit zu sein – es ist Selbstvergessen ohne eine Reaktion vom Ich. Das ist keine abstrakte Antwort auf das Alltagsproblem mit Sex – es ist die einzige Antwort. Der Verstand leugnet Liebe und lehnt sie ab, und ohne Liebe gibt es keine Keuschheit. Weil keine Liebe besteht, machen Sie Sex zu einem Problem.

The First and Last Freedom, S. 227–231

Den meisten Leuten geht es um die Leidenschaft der Lust

Das Denken ist seinem Wesen nach trennend, teilend und spaltend. Es ist das Denken, das Vergnügen sucht und sich daran hängt. Denken kultiviert Begehren.

Frage: Können Sie noch etwas mehr über das Begehren sagen?
Antwort: Man sieht ein Haus, man hat das Empfinden, dass es hübsch ist, dann kommt das Begehren, es zu besitzen und Freude daran zu haben, und dann kommt die Bestrebung, es zu bekommen. All das bildet das Zentrum, das die Ursache der Spaltung ist. Dieses Zentrum ist das Gefühl eines Ichs, das der Grund für die Trennung ist, weil bereits das Gefühl, sich als Ich zu verstehen oder zu spüren, das Gefühl der Abtrennung ist. Manche nennen das Ego, es gibt auch alle möglichen anderen Namen dafür – manchmal heißt es auch „niedrigeres Selbst" im Gegensatz zu irgendeiner Vorstellung eines „höheren Selbst". Aber wir brauchen das nicht kompliziert zu machen; es ist sehr einfach. Wo dieses Zentrum besteht, welches das Gefühl von „Ich" und „mein" ist und das sich durch seine Handlungsweise selbst isoliert, dort gibt es Teilung, Spaltung und Widerstand. Und all das ist der Prozess des Denkens. Wenn Sie also fragen, was Liebe ist: es ist nicht dieses Zentrum. Liebe ist nicht Vergnügen noch Leiden, Hass oder Gewalt in irgendeiner Form.

Frage: Kann es deshalb in dieser Liebe, von der Sie sprechen, keinen Sex geben, weil es dort kein Begehren geben kann?

Antwort: Bitte ziehen Sie keine Schlussfolgerungen. Wir untersuchen, wir erforschen und stellen Fragen. Jede Schlussfolgerung oder Annahme verhindert das weitere Erforschen. Um diese Frage zu beantworten, müssen wir uns auch die Energie des Denkens ansehen. Das Denken hält, wie wir gesagt haben, das Vergnügen aufrecht, indem es an etwas denkt, das Freude gemacht hat und indem es dieses Image, dieses Bild kultiviert. Denken erzeugt Vergnügen. Über den sexuellen Akt nachzudenken wird zur Lust, die ganz anders als der sexuelle Akt ist. Den meisten Menschen geht es um die Leidenschaft der Lust. Nach Sex zu gieren ist Lust. Dieses Gieren ist Lust. Denken ist nicht Liebe.

Frage: Kann es Sex ohne dieses Begehren des Denkens geben?
Antwort: Das müssen Sie selbst herausfinden. Sex spielt in unserem Leben einen ganz außergewöhnlich wichtigen Part, weil es vielleicht überhaupt die einzige tiefe Erfahrung aus erster Hand ist, die wir haben. Intellektuell und emotional passen wir uns an, sind wir konform, imitieren, folgen und gehorchen wir. Überall in unseren Beziehungen gibt es Leid und Streit, außer beim sexuellen Akt. Nach diesem Vorgang, der so anders und schön ist, werden wir süchtig, so dass daraus eine Verkettung wird, eine zwanghafte Bindung. Die Bindung besteht darin, dass man Wiederholung erwartet und verlangt – dabei wird wieder das Zentrum, das nur trennt und spaltet, aktiv. Man ist so angepasst und eingeengt – intellektuell, in der Familie, in der Gesellschaft, aufgrund sozialer Moral, aufgrund religiöser Sanktionen –, man ist also so eingeengt, dass diese als die einzige Beziehung übrig geblieben ist, in der es Freiheit und Intensität gibt; deshalb geben wir ihr eine derartige Bedeutung. Wenn es aber überall um uns herum Freiheit gäbe, würden kein solches Begehren entstehen und kein solches Problem. Wir machen ein Problem daraus, weil wir nicht genug davon bekommen oder weil wir Schuldgefühle haben, weil wir Sex gehabt haben, oder weil wir durch den sexuellen Akt Regeln der Gesellschaft brechen. Es ist die alte Ge-

sellschaft, welche die neue Gesellschaft freizügig nennt oder hemmungslos, weil für die neue Gesellschaft Sex ein Teil des Lebens ist. Wenn wir den Geist von der Fesselung durch Imitation befreien, von Autorität, Konformismus und religiösen Vorschriften, dann hat Sex seinen eigenen Platz, aber er wird nicht alles vereinnahmen. Man sieht daran, dass für Liebe Freiheit wesentlich ist – nicht die Freiheit der Revolte, nicht die Freiheit, zu tun, was man will, und auch nicht das offene oder heimliche Schwelgen in den eigenen Gelüsten, sondern vielmehr die Freiheit, die durch das Verständnis dieser gesamten Struktur und das Verstehen der Natur dieses Zentrums entsteht. Dann ist Freiheit Liebe.

Frage: Freiheit ist also nicht die Lizenz, die Erlaubnis, das zu tun, was man mag?
Antwort: Nein. Lizenz, die Erlaubnis zu tun, was man will, ist Bindung, Fesselung. Liebe ist nicht Hass, auch nicht Eifersucht, Ehrgeiz oder das Konkurrenzdenken mit seiner Angst vor Versagen. Liebe ist weder die Liebe zu Gott noch die Lebe zu den Menschen – was wiederum eine Trennung, eine Spaltung bedeutete. Liebe bezieht sich weder auf eine Person noch auf viele. Wenn es Liebe gibt, ist sie sowohl persönlich wie auch unpersönlich, mit und ohne ein Objekt. Sie ist wie der Duft einer Blüte: ein Mensch oder viele können ihn riechen. Es kommt auf den Duft an, nicht darauf, wem der Duft gehört.

Second Penguin Krishnamurti Reader, S. 238–240

Wo es Liebe gibt, ist Sex nie ein Problem

Wenn wir jung sind, haben wir starke sexuelle Triebe, und die meisten von uns versuchen, mit diesem Verlangen umzugehen, indem sie diese Triebe kontrollieren und disziplinieren, weil wir denken, dass wir ohne irgendeine Art von Zurückhaltung womöglich von unserer Lust verzehrt würden. Die organisierten Religionen sind derart mit unserer sexuellen Moral beschäftigt, aber sie erlauben uns, im Namen von Patriotismus Gewalt und Morde auszuüben, uns in Neid zu ergehen und geschickter Rücksichtslosigkeit sowie Macht und Erfolg nachzujagen. Warum beschäftigen sie sich gerade mit dieser Form von Moral so sehr, und greifen nicht Ausbeutung, Habgier und Krieg an? Ist der Grund dafür nicht vielleicht der, dass die organisierten Religionen, die Teil der Umwelt sind, die wir geschaffen haben, in ihrer Existenz davon abhängen, dass wir Ängste und Hoffnungen haben, Neid und Separatismus? Im religiösen Bereich wird der Verstand wie in allen anderen von den Projektionen seiner eigenen Wünsche, seines eigenen Verlangens gebunden.

So lange es kein tiefes Verständnis dieses ganzen Vorgangs von Begehren gibt, kann die Institution der Ehe, wie sie derzeit existiert, ob nun im Westen oder im Osten, keine Antworten auf das sexuelle Problem geben. Liebe wird nicht durch die Unterschrift eines Vertrags erzeugt, noch beruht sie auf dem Austausch und Befriedigung, und auch nicht auf gegenseitiger Absicherung und Bequemlichkeit. All diese Dinge gehören zum Verstand, und das ist der Grund, warum Liebe einen so kleinen Raum in unserem Leben einnimmt. Liebe hat nichts mit dem Verstand zu tun; sie ist vom Denken mit seinen berechnenden Überlegungen, seinen sichernden Absichten und Reaktionen, völlig unabhängig. Wenn es Liebe gibt, ist Sex nie ein Problem – erst der Mangel an Liebe schafft das Problem.

Die Behinderungen und Ausflüchte des Verstands konstituieren das Problem und nicht etwa Sex oder irgendein anderes spezielles Thema. Deshalb ist es so notwendig, den Prozess des Verstandes zu verstehen, seine Anziehungskräfte und Widerstände, seine Reaktionen auf Schönheit, auf Hässlichkeit.

Education and the Significance of Life, S. 117–118

Ein Mensch, der liebt, ist rein, er mag auch sexuell aktiv sein

Der Mensch, der intellektuell ist, voll von Wissen – Wissen, das anders ist als Weisheit –, der Mensch, der Pläne schmiedet, der die Welt retten möchte, der voller intellektueller Erörterungen ist, voller kognitiver Aktivität: das ist der Mensch, der sich im Sex verfängt. Weil sein Leben oberflächlich und schal ist und sein Herz leer, wird Sex wichtig. Und das ist es, was in der jetzigen Zivilisation passiert. Wir haben unseren Intellekt überkultiviert, und der Verstand verfängt sich in seinen eigenen Schöpfungen wie den Medien, dem Auto, den mechanisierten Vergnügungen, dem technischen Wissen und den verschiedenen Süchten, in denen der Verstand schwelgt. Wenn ein solcher Verstand gefangen ist, gibt es nur einen Ausweg für ihn, und das ist Sex. Schauen Sie sich an, was in jedem Einzelnen von uns geschieht, blicken Sie nicht auf die anderen. Untersuchen Sie Ihr eigenes Leben und Sie werden feststellen, wie sehr Sie in diesem Problem gefangen sind, wie außergewöhnlich leer Ihr Leben ist. Wie sieht Ihr Leben aus, meine Herren? Strahlend, trocken und wüst, leer, langweilig, anstrengend, nicht wahr? Sie gehen in Ihre Büros, machen Ihre Arbeit, wiederholen auch Ihre Mantras, führen Ihre Pujas[1] aus. Wenn Sie im Büro sind, müssen Sie sich unterordnen, Sie sind dumpf, Sie müssen einer Routine folgen; in Ihrer Religion sind Sie allenfalls mechanisch geworden, Sie akzeptieren einfach die Autorität. Was passiert also tatsächlich in der religiösen Welt, der Geschäftswelt, in Ihrer Ausbildung, in Ihrem Alltagsleben? Sind Sie in einem kreativen Zustand? Sie sind nicht glücklich, nicht fröhlich. Intellektuell, religiös, wirtschaftlich, sozial, politisch sind Sie dumpf, reglementiert, nicht wahr?

Diese Reglementierung ist die Folge Ihrer eigenen Ängste, Hoffnungen, Frustrationen. Und da es für einen Menschen, der

[1] Puja: hinduistisches Ritual mit Räucherwerk usf. (Anm. d. Ü.)

derart gefangen ist, keinen Ausweg gibt, betrachtet er Sex als Lösung. Darin kann er schwelgen, da kann er Glück suchen. Also wird Sex zum Automatismus, zur Gewohnheit, zur Routine, und schließlich auch zu einem abstumpfenden Vorgang, zu einem Teufelskreis. So ist Ihr Leben tatsächlich, wenn Sie es ansehen, wenn Sie nicht versuchen, der Betrachtung aus dem Weg zu gehen, wenn Sie nicht versuchen, Ausflüchte zu finden. Tatsache ist, dass Sie nicht kreativ sind. Sie haben vielleicht Kinder, aber sie zu zeugen war keine schöpferische Handlungsweise, sondern eher ein zufälliges Produkt der Existenz.

Ein Bewusstsein, das nicht wach ist und vital, ein Herz, das nicht voller Zuneigung und Zärtlichkeit ist – wie kann das kreativ sein? Und da Sie nicht kreativ sind, suchen Sie nach Anregung durch Sex, durch Vergnügungen, Kinos, Theater, dadurch, dass Sie anderen beim Spiel zuschauen, während Sie selbst ein Betrachter bleiben; andere malen eine Landschaft oder tanzen, während Sie das nur betrachten. Das ist keine schöpferische Tätigkeit. Ähnlich ist es mit Büchern: es werden so viele Bücher in der Welt nur deshalb gedruckt, weil Sie lediglich lesen. Sie sind keine Schöpfer. Wo es keine Schöpfung, kein kreatives Schaffen gibt, da ist das einzige Ventil der Sex, und dann machen Sie Ihre Frau oder Ihren Mann zu Prostituierten. Sie haben gar keine Vorstellung von den Folgen, von der Niedertracht, die in all dem stecken. Ich weiß, dass Ihnen das unangenehm ist. Deshalb denken Sie lieber nicht darüber nach. Sie schließen Ihr Bewusstsein, und so ist Sex in der modernen Gesellschaft zu einem immensen Problem geworden: entweder gibt es Promiskuität, wahllose sexuelle Beziehungen, oder die mechanische Gewohnheit der sexuellen Ventilfunktion in der Ehe. Sex wird so lange ein Problem bleiben, so lange es keinen kreativen Lebenszustand gibt. Sie können Verhütungsmittel benutzen, Sie können verschiedene Methoden anwenden, aber Sie sind nicht frei vom Zwang durch Sex. Sublimierung ist keine Freiheit, Unterdrückung ist keine

Freiheit, Kontrolle ist keine Freiheit. Freiheit gibt es nur, wenn es Zärtlichkeit gibt, wenn es Liebe gibt. Liebe ist rein, und wenn das fehlt, versuchen Sie durch Sublimierung von Sex rein zu werden, was bloßer Unfug ist. Liebe ist der Faktor, der reinigt, nicht Ihr Wunsch, rein zu sein. Ein Mensch, der liebt, ist rein, obwohl er vielleicht sexuell aktiv ist. Und ohne Liebe ist Sex, was er jetzt in unserem Leben ist: eine Routine, ein hässlicher Vorgang, etwas, was man vermeiden oder ignorieren muss, etwas, was man ausschalten will oder in dem man schwelgt.

Collected Works, Vol. V, S. 55–56

Wenn Sie Sexualität ablehnen, müssen Sie Ihre Augen schließen und dürfen niemals etwas ansehen

Was meinen Sie mit sexuellem Gefühl? Eine Frau anzusehen? All die biologischen Triebe? Und einen Baum anzusehen, ist das nicht auch Sexualität? Eine Blume von großer Schönheit anzublicken, ist das nicht auch eine Form von Sinnlichkeit? Oder nicht?

Fragesteller: Ja.

Antwort: Wenn Sie Sexualität also ablehnen – wie es die meisten Religionen getan haben –, dann müssen Sie Ihre Augen schließen, Ihre Zunge herausschneiden, Ihre Augen herausnehmen und niemals irgendetwas ansehen. Lachen Sie nicht – das ist ja genau das, was Sie ohnehin tun, weil Sie sich der Schönheit überhaupt nicht bewusst sind. Für Sie ist Schönheit gleichzusetzen mit einer Frau oder einem Mann. Deshalb haben die Shankaras[2] dieser Welt gesagt: „Sie dürfen nichts mit einer Frau zu tun haben, wenn Sie spirituell sein wollen." Damit leugnen Sie die gesamte Schönheit der Erde. Haben Sie je inne gehalten und einen Baum angeblickt, eine Blume betrachtet? Haben Sie je eine Frau oder einen Mann angesehen, die schön sind, und nicht gesagt

[2] Shankara: indischer Religionsstifter der Frühzeit (Anm. d. Ü.)

„Ich möchte etwas von ihr“? Haben Sie jemals einfach die Schönheit einer Sache, eines Lebewesens bewusst wahrgenommen, die Schönheit der Berge, der Bäume, der Blumen, der Gesichter, des Lächelns? Das haben Sie nicht, und deshalb wissen Sie nicht, was Liebe oder was Schönheit ist. Alles, was Sie kennen, ist „du darfst nicht“ und „du musst“. So haben Sie Ihr Herz und Ihren Geist ausgehungert; Sie sind ausgetrocknete menschliche Wesen. Und Sie lächeln dazu, akzeptieren das und machen weiter.

Also: das Erste ist, nicht zu verdammen, und dann werden Sie wissen, was Liebe ist.

Rishi Valley, Indien, 9. November 1967

Wenn sexuelle Gefühle aus Liebe entstehen, ist es keine Lust, obwohl es vielleicht ein großes Entzücken dabei gibt

Frage: Was ist Leidenschaft?

Antwort: Ich denke, wir sollten uns darüber im Klaren sein, dass Lust und Leidenschaft zwei verschiedene Dinge sind. Lust wird durch das Denken aufrechterhalten, vom Denken angetrieben, sie wächst und sammelt Substanz im Denken an, bis es sexuell explodiert, oder, falls es sich um eine Gier nach Macht handelt, bis es entsprechende gewalttätige Formen der Erfüllung findet. Leidenschaft ist etwas ganz Anderes; sie ist kein Produkt des Denkens und auch nicht die Erinnerung an ein früheres Ereignis; sie wird nicht vom Motiv der Erfüllung oder Befriedigung getrieben; sie ist auch kein Kummer.

Frage: Ist jede sexuelle Leidenschaft Lust? Sexuelle Reaktionen sind nicht immer die Folge von Gedanken; sie können auch auf einem Kontakt beruhen, wenn man plötzlich jemanden trifft, dessen wunderbare Ausstrahlung einen ganz überwältigt.

Antwort: Immer dort, wo das Denken die Vorstellung von Genuss aufbaut, muss unweigerlich Lust sein und nicht die Freiheit der Leidenschaft. Wenn Vergnügen der Hauptantrieb ist, dann ist es Lust. Wenn es aus Liebe geboren wird, dann ist es keine Lust, obwohl darin dann große Freude sein kann. Wir müssen hier ganz klar sein und selbst herausfinden, ob Liebe Vergnügen und Freude ausschließt. Wenn Sie eine Wolke sehen und sich an ihrer Weite und dem Licht auf ihr entzücken, gibt es selbstverständlich auch Vergnügen, aber es gibt sehr viel mehr als das. Wir verurteilen das überhaupt nicht. Wenn Sie in Ihren Gedanken aber zur Wolke zurückkehren, vielleicht sogar als Stimulans, dann schwelgen Sie in Vorstellungen und Phantasien, und dann wirken dabei vor allem Vergnügen und Denken. Als Sie die Wolke zum ersten Mal angeschaut haben und ihre Schönheit sahen, gab es keinen solchen Antrieb des Strebens nach Vergnügen, der wirkte. Die Schönheit in der Sexualität ist die Abwesenheit des „Ich", des Egos, aber das Denken an Sex ist die Bestätigung dieses Egos, und das ist Genusssucht. Dieses Ego strebt die ganze Zeit entweder nach Freuden oder danach, Leiden zu vermeiden; es wünscht sich Erfüllung und lädt damit Frustration ein. In all dem wird das Gefühl von Leidenschaft aufrechterhalten und vom Denken angestrebt, und deshalb ist es nicht mehr länger Leidenschaft, sondern Vergnügen. Die Hoffnung, das Erstreben von erinnerter Leidenschaft, ist Vergnügen.

Frage: Was ist dann also Leidenschaft an sich?
Antwort: Es hat mit Freude und Ekstase zu tun, was nicht dasselbe ist wie Vergnügen. Bei Vergnügen gibt es immer eine subtile Form von Bemühung – ein Sehen, Streben, Fordern und Kämpfen, um es zu behalten, um es zu bekommen. In der Leidenschaft gibt es kein Verlangen und deshalb keinen Kampf. In der Leidenschaft gibt es nicht den leisesten Schatten von Streben nach Erfüllung oder Befriedigung, und deshalb kann es auch keine Frustration oder Leiden geben. Leidenschaft ist die Freiheit von

„Ich“ und „mein“, die das Zentrum aller Befriedigung und aller Leiden sind. Leidenschaft fordert nicht, weil sie einfach *ist*, und ich spreche hier nicht über etwas Statisches. Leidenschaft ist der Ernst der Ich-Aufgabe, in der das „Du“ und „Ich“ nicht mehr existiert; deshalb ist Leidenschaft die Essenz des Lebens. Das ist, was sich bewegt und lebt. Wenn das Denken jedoch all die Probleme von Habenwollen und Festhalten aufbringt, dann hört Leidenschaft auf. Ohne Leidenschaft gibt es keine Schöpfung.

Frage: Was meinen Sie mit Schöpfung, Erschaffen?
Antwort: Freiheit.

Frage: Welche Freiheit?
Antwort: Freiheit vom Ich, das von der Umgebung abhängt und das Produkt der Umwelt ist, das „Ich“ und „mein“, das von der Gesellschaft und vom Denken gebildet wird. Diese Freiheit ist Klarheit, das Licht, das nicht von der Vergangenheit entzündet wird. Leidenschaft ist nur Gegenwart.

Einwurf: Das hat mich mit einem merkwürdigen neuen Gefühl angefeuert.
Antwort: Das ist die Leidenschaft des Lernens, des Erkennens.

Frage: Welche besondere Tätigkeit in meinem Alltag wird gewährleisten, dass diese Leidenschaft weiter brennt und wirkt?
Antwort: Nichts wird das gewährleisten außer der Wachheit und Bewusstheit des Lernens, die tätig ist, die jetzt ist. Darin liegt die Schönheit der Leidenschaft, die das vollständige Aufgaben und Loslassen des „Ich“ und „mein“ und deren Zeit darstellt.

Second Penguin Krishnamurti Reader, S. 296–298

Wenn es Liebe gibt, dann hat der sexuelle Akt eine ganz andere Bedeutung

Wie ist es möglich, auf die sexuelle Anforderung intelligent einzugehen und Sex nicht in ein Problem zu verwandeln?

Nun, was verstehen wir unter Sex? Den reinen körperlichen Vorgang oder die Gedanken, welche diesen Vorgang anregen, stimulieren und vorwärts bringen? Offensichtlich ist Sex eine Sache des Geistes, und da er aus dem Geist stammt, muss er Erfüllung anstreben, sonst entsteht das Gefühl von Vergeblichkeit. Sie müssen bei diesem Thema nicht nervös werden. Sie sind alle sehr angespannt geworden, wie ich sehe. Lassen Sie uns darüber sprechen wie über jedes andere Thema. Blicken Sie nicht so ernst und verloren! Je komplexer ein Thema ist, desto mehr verlangt es nach einem klaren Denken, desto mehr muss es einfach und direkt angegangen werden.

Warum ist Sex ein solches Problem in unserem Leben geworden? Lassen Sie uns das untersuchen, ohne Hemmung, ohne Angst, ohne zu verurteilen. Warum ist das ein Problem geworden? Sicher ist Sex für die meisten von Ihnen ein Problem. Warum? Wahrscheinlich haben Sie sich selbst noch nie die Frage gestellt, warum Sex ein Problem ist. Lassen Sie uns das herausfinden.

Sex ist ein Problem, weil es so aussieht, dass in dem Akt selbst das Ich vollständig abwesend ist. In diesem Augenblick sind Sie glücklich, weil da das Ende des Ich-Bewusstseins ist, des „Ich" und „mein". Wenn man sich nun diese Erfahrung häufiger wünscht, wenn man öfter erleben will, wie das Ich verschwindet und es umfassendes Glück gibt, ohne an die Vergangenheit oder die Zukunft zu denken, wenn man diese Art des vollständigen Glücks durch Verschmelzung, durch Verbindung häufiger erleben will, dann wird das auf ganz natürliche Weise enorm wichtig. Das ist doch so, nicht wahr? Weil Sex etwas ist, was mir unverfälschte Freude gibt, komplettes Ich-Vergessen, möchte ich mehr und mehr davon.

Warum möchte ich nun mehr davon? Nun, weil ich überall sonst im Konflikt lebe, auf allen anderen Ebenen meiner Existenz bin ich im Konflikt, und dadurch wird das Ich gestärkt. Wirtschaftlich, sozial, religiös findet ständig diese Verdichtung des Ich-Bewusstseins statt, die zum Konflikt führt. Schließlich sind Sie im Ich nur dann, wenn es Konflikt gibt. Ich-Bewusstsein ist seinem Wesen nach die Folge von Konflikt. Überall außer beim Sex sind wir also in Konflikt. In allen unseren Beziehungen, in denen es um Eigentum, Menschen, Ideen geht, existiert Konflikt, Ärger, Auseinandersetzung, Leid. Aber in diesem einen Vorgang hört das alles vollständig auf. Natürlich wollen Sie mehr davon, weil Ihnen das Glück gibt, während der ganze Rest nur zu Leid, Turbulenzen, Konflikt, Verwirrung, Antagonismus, Sorgen, Zerstörung führt. Deshalb wird der sexuelle Akt dermaßen wichtig, wichtiger als alles andere.

Das Problem ist also nicht Sex, sondern wie man vom Ich frei wird. Sie haben den Zustand kennengelernt, in dem das Ich nicht mehr besteht, wenn auch nur wenige Sekunden lang oder einen Tag lang. – Wo das Ich ist, da ist Konflikt, da ist Leid, da ist Streit. Es gibt also dieses anhaltende Verlangen nach mehr von diesem Ich-freien Zustand. Das zentrale Problem dabei ist jedoch der Konflikt auf verschiedenen Ebenen und wie man das Ich aufgibt. Sie streben nach Glück – nach jenem Zustand, in dem das Ich mit allen seinen Konflikten nicht mehr besteht –, das Sie vorübergehend im sexuellen Akt finden. Oder Sie beherrschen sich selbst, Sie kämpfen, Sie kontrollieren, Sie zerstören sich sogar selbst durch Unterdrückung – was heißt, dass Sie danach streben, von Konflikt frei zu werden, weil mit dem Ende von Konflikt Freude da ist. Wenn es Freiheit von Konflikt gibt, dann gibt es auch Glück auf allen Ebenen des Lebens.

Was macht Konflikt aus, wie entsteht er? Wie entsteht Konflikt in Ihrer Arbeit, in Ihren Beziehungen, in der Lehre, in allem? Sogar wenn Sie ein Gedicht schreiben, selbst wenn Sie singen oder malen, entstehen Konflikte.

Wie entsteht dieser Konflikt überhaupt? Entsteht er nicht aufgrund des Wunsches, sich zu entwickeln und zu sein, zu werden? Sie malen, Sie möchten sich durch Farben ausdrücken, Sie möchten der beste Maler sein. Sie studieren, machen sich Gedanken, hoffen, dass die Welt Ihre Gemälde schätzen wird. Aber überall dort, wo es das Verlangen gibt, „mehr" zu sein, dort muss Konflikt entstehen. Es ist der psychologische Drang oder Zwang, der nach „mehr" verlangt. Das Bedürfnis nach „mehr" ist psychologisch, der Drang nach dem „mehr" existiert, wenn die Psyche, der Verstand sich entfalten, wenn sie ein Ziel, ein Ergebnis anstreben. Wenn Sie ein Mahatma, ein Heiliger sein wollen, wenn Sie verstehen wollen, wenn Sie Tugenden üben, wenn Sie sich klassenbewusst als „überlegen" betrachten, wenn Sie sich selbst erhöhen wollen – all dies sind offensichtliche Anzeichen für einen Geist, der etwas werden will, der mehr werden will. Deshalb bringt ein „mehr" Konflikt. Ein Geist, der das „mehr" anstrebt, ist sich nie dessen bewusst, was *ist*, weil er immer im „mehr" lebt, in dem, wie es wohl sein könnte, niemals in dem, was jetzt *ist*. Bis Sie diesen ganzen Inhalt des Problems nicht gelöst haben, wird die Befreiung des Ichs durch Sex ein gemeines Problem bleiben.

Das Ich ist kein objektives Wesen, das unter dem Mikroskop studiert oder durch Bücher oder Zitate verstanden werden kann, so gelehrt diese Zitate auch sein mögen. Es kann nur im Zusammenhang mit Beziehung verstanden werden. Schließlich taucht Konflikt in Beziehungen auf, sei es in Bezug auf Besitz, auf Ideen, auf Ihre Frau oder Ihren Mann oder Ihren Nachbarn. Diesen grundlegenden Konflikt nicht aufzulösen, sich nur an dieser einen Form der Befreiung durch Sex festzuhalten, bedeutet offensichtlich, nicht in Balance, nicht in Harmonie zu sein. Und genau das trifft auf uns zu. Wir sind unausgeglichen, weil wir Sex zu unserem Fluchttor gemacht haben, und die Gesellschaft, die sogenannte moderne Kultur, hilft uns dabei. Sehen Sie sich die Plakate, die Kinos, die zweideutigen Gesten, Körperhaltungen und Erscheinungen nur an.

Die meisten von Ihnen, den Männern, die ich hier anspreche, haben geheiratet, als Sie recht jung waren, als der biologische Trieb sehr stark war. Sie haben eine Frau gesucht, und mit dieser Frau müssen Sie nun den ganzen Rest Ihres Lebens verbringen. Ihre Beziehung ist rein körperlich, und alles andere muss sich dem unterordnen. Was geschieht dann? Sie sind vielleicht intellektuell und sie ist sehr emotional. Wie findet Ihre Kommunikation mit ihr nun statt? Oder sie ist sehr praktisch und Sie sind eher verträumt, unklar oder gleichgültig. Wo ist der Kontakt zwischen Ihnen und ihr? Sie haben einen starken Sextrieb und sie nicht, aber Sie benutzen Ihre Frau, weil Sie Rechte haben. Wie kann es zwischen Ihnen Gemeinschaft geben, „Kommunion", wenn Sie sie benutzen? Unsere Ehen beruhen nun einmal auf dieser Idee, auf diesem Trieb; aber es kommt zu mehr und mehr Gegensätzen und großen Konflikten in der Ehe, und deshalb zu mehr Scheidungen.

Dieses Problem fordert von uns also, dass wir intelligent damit umgehen. Das bedeutet, dass wir die gesamte Basis unserer Erziehung und Bildung verändern müssen; und dazu gehört, dass wir nicht nur die Tatsachen des Lebens verstehen, sondern auch unser Alltagsleben, dass wir nicht nur den biologischen Trieb, den sexuellen Drang kennen und verstehen, sondern auch erkennen, wie wir intelligent damit umgehen können. Aber derzeit tun wir das nicht, oder? Es ist ein Thema, das vertuscht wird, etwas Heimliches, über das man nur hinter verschlossenen Türen spricht. Wenn der Trieb sehr stark ist, ungeachtet alles anderen, werden wir als Paar für den Rest unseres Lebens zusammengeführt. Sehen Sie, was man sich selbst und einem anderen Menschen damit antut?

Wie kann der intellektuelle Mensch dem sentimentalen oder dem ungebildeten begegnen, wie soll er sich austauschen? Welche Art von Gemeinschaft gibt es dann, außer der sexuellen? Die Schwierigkeit bei all dem liegt doch darin, dass die Erfüllung des sexuellen Triebs, des biologischen Drangs, bestimmte soziale Regeln notwendig macht, und deshalb gibt es Ehegesetze. Sie haben alle Möglichkeiten, das zu besitzen, was Ihnen Vergnügen bereitet, was Ihnen Sicherheit und Wohlbehagen gibt; aber was einem ständiges Vergnügen verschafft, stumpft den Geist ab. So wie ständige Schmerzen den Geist taub machen, so lässt unaufhörliches Vergnügen den Geist und das Herz welken.

Und wie können Sie Liebe haben? Liebe ist ja keine Sache des Geistes, des Verstandes, nicht wahr? Liebe ist doch auch nicht ein bloßer sexueller Vorgang, oder? Liebe ist etwas, was der Verstand, der Geist unmöglich erfassen kann; Liebe ist etwas, was sich nicht in Worte oder Formeln bringen lässt. Und trotzdem gehen Sie ohne Liebe in Beziehungen, und ohne Liebe heiraten Sie. Dann passen Sie sich in der Ehe einander an. Was für eine hübsche Phrase! Sie passen sich gegenseitig an, was wiederum ein intellektueller Prozess ist, nicht wahr? Sie hat Sie geheiratet, aber Sie sind ein hässlicher Klumpen Fleisch, der von seinen Leidenschaften fortgerissen wird. Sie muss nun mit Ihnen leben. Sie mag das Haus nicht, die Umgebung, die Scheußlichkeiten, Ihre Brutalität. Aber sie sagt: „Ja, ich bin verheiratet, damit muss ich fertig werden." Als eine Schutzmaßnahme für sich selbst gibt sie also nach und sagt dann „Ich liebe dich". Sie wissen doch: Wenn wir uns im Streben nach Sicherheit mit etwas Hässlichem arrangieren, dann scheint das Hässliche schön zu werden, weil es eine Form des Selbstschutzes bedeutet; sonst könnten wir verletzt werden, wir könnten völlig zerstört werden. Also betrachten wir das, was hässlich ist oder scheußlich, als etwas, das nach und nach schön wird.

Diese Anpassung ist ganz offensichtlich ein mentaler Vorgang, wie es alle Anpassungsprozesse sind. Liebe jedoch kann sich niemals an irgendetwas anpassen. Sie wissen, meine Herren, oder nicht, dass es keine „Anpassung" gibt, wenn Sie sich gegenseitig lieben, sondern nur vollständige Verschmelzung. Nur wenn keine Liebe vorhanden ist, fangen wir an, uns anzupassen. Und diese

Anpassung wird Ehe genannt. Die Ehe versagt, weil sie selbst die Ursache von Konflikt ist, der Kampf zwischen zwei Leuten. Das ist ein außerordentlich schwieriges Problem, wie alle Probleme, und mehr noch, weil der Appetit, der Trieb so stark ist.

Ein Geist, ein Verstand, der sich nur anpasst, kann niemals keusch sein. Ein Bewusstsein, das Glück durch Sexualität anstrebt, kann niemals keusch sein. Auch wenn Sie in diesem Akt vorübergehend Ich-Aufgabe, Ich-Vergessen erleben, ist bereits das Streben danach, weil es aus dem Verstand kommt, aus dem Geist, unkeusch.

Keuschheit entsteht nur dort, wo es Liebe gibt. Ohne Liebe gibt es keine Keuschheit. Und Liebe ist etwas, das nicht kultiviert werden kann. Liebe gibt es nur, wenn es zu einem vollständigen Ich-Vergessen kommt, und wer den Segen einer solchen Liebe haben möchte, muss frei sein aufgrund des Verstehens von Beziehung. Wenn es dann Liebe gibt, hat der sexuelle Akt eine ganz andere Bedeutung. Dann ist er keine Flucht, keine Gewohnheit. Liebe ist kein Ideal, Liebe ist ein Seins-Zustand. Liebe kann nicht sein, wo sich etwas entwickeln und entfalten will, wo etwas erst noch werden will. Nur wo Liebe ist, ist Keuschheit, Reinheit; aber ein Bewusstsein, das keusch wird oder versucht, keusch zu werden, hat keine Liebe.

Collected Works, Vol. V, S. 216–218

5. Über Keuschheit

Ohne Liebe gibt es keine Keuschheit – Wer im Zölibat lebt, um Gott zu erreichen, ist unkeusch, weil er ein Resultat anstrebt – „Warum trennen Sie Sexualität von der Schönheit eines Berges?“ – Gibt es Sex ohne die ganze Gedankenmaschinerie? – Unterdrückung und Genusssucht sind beides eine Energieverschwendung.

Keuschheit kann nur bestehen, wenn es Liebe gibt, und ohne Liebe gibt es keine Keuschheit

Frage: Ist Enthaltsamkeit oder Keuschheit notwendig, um Befreiung zu erlangen?

Antwort: Die Frage ist falsch gestellt. Um Befreiung zu erlangen ist gar nichts notwendig. Sie können Befreiung nicht aufgrund von Tauschhandel erlangen, durch Opfer, über Ausschaltung; sie ist nicht etwas, das Sie kaufen könnten. Wenn Sie diese Dinge doch tun, werden Sie etwas vom Markt erhalten – und das ist nichts Echtes. Die Wahrheit kann man nicht kaufen, es gibt keine Mittel und Wege zur Wahrheit. Wenn es die gäbe, wäre das, was man am Ende erhält, nicht Wahrheit, denn die Mittel zum Zweck und der Zweck sind eins, sie sind nicht voneinander getrennt. Keuschheit als ein Mittel zur Befreiung, zur Wahrheit, ist eine Leugnung der Wahrheit. Keuschheit ist keine Münze, mit der Sie etwas kaufen können. Sie können Wahrheit nicht mit irgendeiner Münze kaufen, und Sie können Keuschheit nicht mit irgendeiner Münze kaufen. Sie können nur solche Dinge kaufen, die Sie kennen, aber Wahrheit können Sie nicht kaufen, weil Sie sie nicht kennen. Die Wahrheit entsteht nur, sie ist nur, wenn der Geist still ist. Es stellt sich also ein ganz anderes Problem, nicht wahr?

Warum meinen wir, dass Keuschheit wesentlich wäre? Warum ist Sex zum Problem geworden? Das ist doch im Grunde die Frage, nicht wahr? Wir werden verstehen können, was es bedeutet, keusch zu sein, wenn wir dieses nagende Problem der Sexualität verstehen. Lassen Sie uns herausfinden, warum Sex zu einem derart wichtigen Faktor in unserem Leben geworden ist – zu einem größeren Problem als Besitz, Geld und so weiter. Was meinen wir mit Sex? Nicht der Akt, sondern die Gedanken darüber, die Gefühle, die Erwartung, die Flucht davor – das ist unser Problem. Unser Problem ist die Sinneserfahrung, von der wir immer mehr wollen. Beobachten Sie sich selbst, nicht Ihren Nächsten. Warum kreisen Ihre Gedanken um Sex? Keuschheit kann nur bestehen, wo Liebe ist, und ohne Liebe gibt es keine Keuschheit. Ohne Liebe ist Keuschheit nichts anderes als Lust in einer anderen Form. Keusch zu werden bedeutet, anders zu werden. Es ist wie bei einem Mann, der, um Erfolg zu haben, enthaltsam lebt, dann sehr mächtig wird und schließlich als ein prominenter Rechtsanwalt oder Politiker oder sonst etwas Erfolg hat – die Veränderung vollzieht sich auf derselben Ebene. Das ist keine Keuschheit, sondern nur das Endergebnis eines Traums, die Folge eines anhaltenden Widerstands gegen ein bestimmtes Verlangen.

Unser Problem besteht also nicht darin herauszufinden, wie man keusch wird oder was zur Befreiung notwendig ist, sondern das Problem zu verstehen, das wir Sexualität nennen. Denn es ist ein riesiges Problem, und man kann sich ihm nicht nähern, indem wir es verdammen oder rechtfertigen. Sie können sich selbstverständlich einfach davon isolieren, aber dann erzeugen Sie ein neues Problem. Dieses so wesentliche, umfassende und zerstörerisch wirkende Problem von Sex kann man nur dann verstehen, wenn sich der Verstand und der Geist aus seiner eigenen Verankerung befreit. Denken Sie das bitte zu Ende, wischen Sie es nicht beiseite. So lange Sie von Angst gebunden sind, durch Tradition, eine bestimmte Arbeit, Tätigkeit, Glaubensüberzeugung, Vorstellung, so lange Sie dadurch geprägt sind und daran festhalten, werden Sie das Problem der Sexualität haben. Nur wenn das Bewusstsein frei von Angst ist, ist da dies Unauslotbare, das Unerschöpfliche, und erst dann nimmt dieses Problem seinen gewöhnlichen Platz ein. Dann können Sie einfach und wirksam damit umgehen; dann ist es kein Problem. Keuschheit hört also dann auf, ein Problem zu sein, wenn es Liebe gibt. Dann ist das Leben kein Problem; das Leben kann ganz und vollständig in der Fülle von Liebe gelebt werden, und diese Revolution wird eine neue Welt hervorbringen.

Collected Works, Vol. VI, S. 56–57

Ein beherrschtes Herz, ein unterdrücktes Herz kann nicht lieben

Jene Leute, die versuchen, im Zölibat zu leben, um so Gott zu erreichen, sind unkeusch, weil sie ein Ergebnis oder einen Gewinn anstreben und auf diese Weise den Zweck, das Resultat, mit Sex ersetzen – und das ist Angst. Ihre Herzen sind ohne Liebe, und so kann es keine Reinheit geben; nur ein reines Herz kann die Wirklichkeit finden. Ein beherrschtes Herz, ein unterdrücktes Herz kann nicht lieben. Es kann nicht erkennen, ob es in Gewohnheiten gefangen ist, in Sinneserfahrungen – ob es in religiösen, körperlichen, psychologischen oder sinnlichen Empfindungen feststeckt. Der Idealist ist ein Imitator, und deshalb kennt er Liebe nicht. Er kann nicht großzügig sein, sich ganz geben, ohne an sich selbst zu denken. Nur wenn Geist und Herz nicht von Angst belastet sind, von der Routine von Sinneserfahrungen, wenn es Großzügigkeit und Mitgefühl gibt, gibt es Liebe. Eine solche Liebe ist keusch.

Collected Works, Vol. IV, S. 177

Wir haben nie gesagt, dass Liebe und Sex zwei getrennte Dinge sind. Wir haben gesagt, dass Liebe ganz ist und nicht aufgespalten werden soll

An jenem Morgen war der Fluss wie angelaufenes Silber, denn es war bewölkt und kalt. Die Blätter waren von Staub bedeckt, überall lag ein dünner Schleier von Staub – im Zimmer, auf der Veranda und auf dem Stuhl. Es wurde kälter; in den Bergen des Himalaja musste es heftig geschneit haben. Man konnte den beißenden Wind aus dem Norden fühlen, sogar die Vögel spürten ihn. Der Fluss hatte an jenem Morgen jedoch eine merkwürdige Eigenbewegung; er schien vom Wind nicht gestört zu sein, er schien fast bewegungslos und besaß jene zeitlose Qualität, die anscheinend alle Wasser besitzen. Wie schön er war! Kein Wunder, dass die Menschen ihn zu einem heiligen Fluss gemacht haben. Sie konnten hier auf der Veranda sitzen und ihm wie in Meditation endlos zuschauen. Sie hingen dabei keinen Tagträumereien nach, ihre Gedanken waren auf nichts Besonderes gerichtet – es gab sie einfach nicht.

Und als sie das Licht auf diesem Fluss beobachtet haben, haben sie sich offenbar irgendwie verloren, und als sie ihre Augen schlossen, blickten sie durch eine Leere, die voller Segnungen war. Das war Seligkeit.

Er kam an diesem Morgen wieder, mit einem jungen Mann. Er war der Mönch, der über Disziplin gesprochen hatte, über heilige Schriften und die Autorität von Überlieferung. Sein Gesicht war frisch gewaschen und seine Robe auch. Der junge Mann schien ziemlich nervös zu sein. Er war mit dem Mönch gekommen, der vermutlich sein Guru war, und wartete nun darauf, dass dieser als erster spräche. Er blickte auf den Fluss, dachte aber an andere Dinge. Der Wandermönch sagte nun: „Ich bin wieder gekommen, aber dieses Mal möchte ich über Liebe und Sinnlichkeit sprechen. Wir, die wir das Gelübde der Enthaltsamkeit abgelegt haben, haben unsere Probleme mit Sinnlichkeit. Das Gelübde ist nur ein Hilfsmittel, um unseren unbeherrschbaren Gelüsten zu widerstehen. Ich bin jetzt ein alter Mann und dieses Verlangen brennt nicht mehr in mir. Bevor ich die Mönchsgelübde abgelegt habe, war ich verheiratet. Meine Frau starb, und ich verließ mein Heim und durchlebte eine Zeit der Agonie, der nicht mehr zu ertragenden körperlichen Bedürfnisse; ich kämpfte Tag und Nacht gegen sie an. Es war eine sehr schwere Zeit, voller Einsamkeit, Frustration, Angst davor, verrückt zu werden, und neurotischen Ausbrüchen. Selbst jetzt wage ich nicht, zu viel daran zu denken. Und dieser junge Mann ist mitgekommen, wie ich glaube, weil er dieselben Probleme erlebt. Er möchte die Welt aufgeben und die Gelübde der Armut und Keuschheit ablegen, wie ich es tat. Ich habe viele Wochen lang mit ihm gesprochen, und ich dachte mir, es könnte vielleicht sinnvoll sein, dass wir beide dieses Problem mit Ihnen besprechen, dieses Problem von Sexualität und Liebe. Ich hoffe, dass Sie nichts dagegen haben, wenn wir ganz frei sprechen."

Wenn wir uns mit dieser Sache beschäftigen, möchten wir zunächst vorschlagen, dass wir nicht von einer bestimmten Position aus beginnen, auch nicht mit einer festgelegten Einstellung, weil das die Untersuchung verhindern wird. Falls Sie gegen Sexualität sind oder falls Sie darauf bestehen, dass Sexualität zum Leben notwendig ist, wird jede dieser beiden Annahmen eine echte Wahrnehmung des Themas verhindern. Wir sollten also alle voreiligen Schlussfolgerungen beiseite legen und auf diese Weise frei sein, zu sehen und zu untersuchen.

Jetzt fielen einige wenige Regentropfen, und die Vögel waren still geworden, denn es würde stark regnen und die Blätter würden wieder frisch und grün sein, voller Licht und Farben. Der Duft des Regens lag in der Luft und die merkwürdige Stille, die sich vor einem Sturm einstellt, lag über dem Land.

Wir haben also zwei Probleme: Liebe und Sex. Das eine ist eine abstrakte Idee, dass andere ist ein akutes tägliches Bedürfnis, eine

Tatsache, die existiert und nicht abgestritten werden kann. Lassen Sie uns zunächst herausfinden, was Liebe ist, nicht als abstrakte Vorstellung, sondern was sie tatsächlich ist. Was ist Liebe? Ist sie lediglich ein sinnliches Entzücken, das vom Denken als Freude kultiviert wird, als Erinnerung an eine Erfahrung, die eine große Wonne oder ein sexuelles Vergnügen mit sich gebracht hat? Ist Liebe die Schönheit eines Sonnenuntergangs oder das zarte Blatt, das Sie sehen oder berühren, oder der Duft der Blüte, den Sie riechen? Ist Liebe Freude oder Verlangen? Oder ist sie keines davon? Muss Liebe in einen heiligen und einen profanen Bereich unterteilt werden? Oder ist sie etwas Unteilbares, das vom Denken nicht in Stücke aufgespalten werden kann? Existiert sie ohne ein Objekt? Steigt Liebe in Ihnen auf, weil Sie das Gesicht einer Frau sehen? Ist Liebe also Sinnesempfindung, Verlangen, Genuss, dem das Denken Kontinuität verleiht? Oder ist Liebe ein Zustand in Ihnen selbst, mit dem Sie auf Schönheit mit Zärtlichkeit antworten? Ist Liebe etwas, das vom Verstand kultiviert wird, damit ihr Objekt wichtig wird, oder hat sie ganz und gar nichts mit dem Denken zu tun und ist sie deshalb unabhängig, frei? Ohne diesen Begriff zu verstehen und die Bedeutung dahinter, werden wir von Sexualität nur gequält, oder wir werden neurotisch, oder wir verfallen ihr.

Liebe darf nicht vom Denken in Fragmente aufgespalten werden, in unpersönlich und persönlich, in sinnlich oder spirituell, in mein Land und Ihr Land, mein Gott und Ihr Gott. Dann ist sie keine Liebe mehr, dann ist sie etwas völlig Anderes – ein Produkt der Erinnerung, der Propaganda, der Bequemlichkeit und gesellschaftlichen Übereinkunft und so fort.

Ist Sex ein Produkt des Denkens? Ist Sex – der Genuss, das Entzücken, die Gemeinsamkeit, die Zärtlichkeit dabei – eine Erinnerung, die vom Denken gestärkt wird? Im sexuellen Akt vergisst sich das Ich, es kommt zur Ich-Aufgabe, es stellt sich das Gefühl ein, dass Angst, Kummer und die Sorgen des Lebens nicht existieren. Wenn man sich an diesen Zustand der Zärtlichkeit und des Ich-Vergessens erinnert und seine Wiederholung wünscht, denkt man ständig darüber nach, bis zur nächsten Gelegenheit. Ist das Zärtlichkeit oder nur eine Erinnerung an etwas, das vorbei ist und das Sie durch Wiederholung wieder einzufangen suchen? Ist nicht die Wiederholung vor allem, so genussvoll sie sein mag, ein destruktiver Prozess?

Der junge Mann fand plötzlich seine Zunge wieder: „Sex ist ein biologischer Drang, wie Sie selbst gesagt haben, und wenn das destruktiv sein soll, ist dann nicht Essen genauso destruktiv, weil dahinter auch ein biologischer Instinkt steckt?"

Wenn man isst, wenn man hungrig isst, so ist das eine Sache. Wenn man hungrig ist und das Denken sagt: „Ich muss unbedingt diese oder jene Speise haben", dann ist das Gedankentätigkeit und darin steckt dann die destruktive Wiederholung.

„Beim Sex: wie wissen Sie, ob es sich um einen biologischen Instinkt handelt wie beim Hunger oder um ein psychologisch bedingtes Verlangen wie Geiz?", fragte der junge Mann.

Warum trennen Sie biologischen Drang und psychologische Wünsche? Und doch gibt es noch eine ganz andere Frage: Warum trennen Sie Sexualität vom Anblick der Schönheit eines Berges oder der Lieblichkeit einer Blume? Warum geben Sie dem einen eine solche enorme Bedeutung und vernachlässigen völlig das andere?

„Wenn Sex etwas ganz anderes ist als Liebe, wie Sie zu sagen scheinen, muss man sich dann überhaupt um Sex kümmern?", fragte der junge Mann.

Wir haben nie gesagt, dass Liebe und Sex zwei getrennte Dinge sind. Wir haben gesagt, dass Liebe ganz ist und nicht aufgebrochen werden soll, und das Denken ist seinem Wesen nach bruchstückhaft. Wenn das Denken dominiert, gibt es offensichtlich keine Liebe. Wir Menschen kennen im Allgemeinen – vielleicht sogar nur – die Sexualität des Denkens, und das heißt, den wiedergekäuten Sex und seine Wiederholung. Deshalb müssen wir fragen: Gibt es noch irgendeine andere Art von Sex, die nichts mit Denken oder Verlangen zu tun hat?

Der Wandermönch hat dem allem mit ruhiger Aufmerksamkeit zugehört. Nun sprach er: „Ich habe mich dagegen gewehrt. Ich habe ein Gelübde der Enthaltsamkeit abgelegt auf der Grundlage von Tradition, von Vernunft. Ich habe eingesehen, dass man Energie für ein religiös ausgerichtetes Leben braucht. Aber jetzt erkenne ich, dass dieser Widerstand gegen Sex eine große Menge Energie verbraucht hat. Ich habe mehr Zeit damit verbracht, mich dem zu widersetzen, und mehr Energie dabei verschwendet, als ich je durch Sexualität verschwendet habe. Was Sie also gesagt haben, dass jede Art von Konflikt eine Verschwendung von Energie ist, verstehe ich nun. Konflikt und Kampf gegen etwas sind sehr viel tödlicher, als das Gesicht einer Frau anzuschauen oder vielleicht sogar als Sex selbst."

Gibt es Liebe ohne Verlangen, ohne Vergnügen? Gibt es Sex ohne Verlangen, ohne Genuss? Gibt es Liebe, die ganz ist, ohne dass Denken in sie eintritt? Ist Sex etwas aus der Vergangenheit oder jedes Mal etwas Neues? Denken ist offensichtlich alt, und deshalb wägen wir immer das Alte und das Neue gegeneinander ab. Wir stellen Fragen vom Alten her, und wir erwarten Antworten, die im Zusammenhang mit dem Alten stehen. Wenn wir also fragen: Gibt es Sexualität ohne diesen ganzen Mechanismus des Denkens, heißt das dann nicht, dass wir noch gar nicht aus dem alten Rahmen herausgekommen sind? Wir sind so durch das Alte konditioniert, dass wir unseren Weg in das Neue nicht erspüren. Wir sagten, dass Liebe ganz ist und immer neu – neu *nicht* im Gegensatz zum Alten, denn das wäre ja wieder das Alte. Jede Feststellung oder Behauptung, dass es Sexualität ohne Verlangen gibt, ist völlig wertlos, aber wenn Sie dem gesamten Gedankengang gefolgt sind, dann werden Sie vielleicht auf das Andere stoßen. Wenn Sie indes darauf bestehen, dass Sie um jeden Preis Freuden genießen müssen, dann wird Liebe nicht existieren.

Der junge Mann sagte: „Der biologische Instinkt, von dem Sie sprachen, ist genau ein solches Verlangen, denn obwohl sich der Drang nach Sex vom Denken unterscheiden mag, erzeugt er doch Gedanken."

„Vielleicht kann ich meinem jungen Freund antworten", sagte der Wandermönch, „denn ich habe das alles schon durchgemacht. Ich habe mich jahrelang geübt, keine Frau anzusehen. Ich habe das biologische Verlangen rücksichtslos kontrolliert. Der biologische Instinkt erzeugt kein Denken; das Denken bemächtigt sich seiner, das Denken nutzt ihn aus, es erzeugt Vorstellungen. Es ist das Denken, das diesen Trieb so oft hervorbringt. Wie ich sagte, beginne ich die außerordentliche Natur unserer eigenen Täuschung und Unwahrhaftigkeit zu erkennen. Wir haben eine Menge an Heuchelei in uns. Wir sehen die Dinge nie, wie sie sind, sondern müssen uns ständig Illusionen darüber erschaffen. Was Sie uns sagen, guter Herr, ist: Wir sollen alles mit klaren Augen ansehen, ohne die Erinnerung an ein Gestern. Sie haben das in Ihren Vorträgen so oft wiederholt. Dann wird das Leben nicht zu einem Problem. Trotz meines vorgerückten Alters fange ich erst jetzt an, das zu erkennen."

Der junge Mann war damit nicht ganz zufrieden. Er wollte das Leben nach *seinen* Richtlinien führen, entsprechend der Formel, die er sorgfältig überlegt hatte. Deshalb ist es so wichtig, sich selbst zu erkennen, nicht gemäß irgendeiner Formel oder eines Gurus. Die beständige, vorurteilsfreie und ungerichtete Bewusstheit beendet alle Illusionen und jede Heuchelei.

Jetzt fiel der Regen in Strömen und die Luft war sehr still. Es gab nur noch den Klang des Regens auf dem Dach und auf den Blättern.

Second Penguin Krishnamurti Reader, S. 72–77

Eine Bemühung, die sich in Unterdrückung verwandelt, in Beherrschung, in das Leugnen des Verlangens, verzerrt das Bewusstsein

Die meisten von uns verbringen das Leben mit Anstrengungen, mit Bemühungen und Auseinandersetzungen: der Kampf, das Streben, ist eine Zerstreuung von Energie. Der Mensch hat im Laufe der historischen Zeiten immer wieder gesagt, dass man, um die Wirklichkeit oder Gott zu finden – oder wie Sie es nennen mögen –, enthaltsam leben muss. Das heißt, man muss das Gelübde der Keuschheit ablegen und sich selbst ständig unterdrücken, kontrollieren und laufend gegen sich selbst ankämpfen, um das Gelübde einzuhalten. Sehen Sie sich nur eine solche Energieverschwendung an! Es ist genauso eine Energieverschwendung, seinen Schwächen zu frönen. Aber wenn Sie etwas unterdrücken, ist das viel bedeutsamer. Die Anstrengung, die sich auf die Unterdrückung, die Kontrolle, die Leugnung Ihres Verlangens richtet, verzerrt Ihr Bewusstsein. Aufgrund dieser Verzerrung entwickeln Sie ein bestimmtes Gefühl der Askese, die schroff wird. Bitte hören Sie zu. Beobachten Sie das in sich selbst und beobachten Sie die Menschen um sich herum. Beachten Sie diese Energieverschwendung, diesen Kampf. Nicht die Folgen von Sexualität, nicht der Akt selbst, sondern die Ideale, die Vorstellungen, die Lust, das ständige Denken an all das ist eine Verschwendung von Energie. Und die meisten Menschen verschwenden ihre Energie entweder aufgrund von Abwehr und Leugnung oder in Folge eines Keuschheitsversprechens oder weil sie ständig darüber nachdenken.

Collected Works, Vol. XV, S. 89–90

Wenn in meinem Leben Unordnung herrscht im Hinblick auf Sex, dann ist der Rest meines Lebens in Unordnung. Deshalb sollte ich nicht untersuchen, wie ich eine Ecke meines Lebens in Ordnung bringe, sondern warum ich mein Leben in so viele Fragmente aufgespalten habe …

Frage: Vor vielen Jahren, als ich zum ersten Mal am sogenannten religiösen Leben Interesse entwickelte, habe ich mich fest entschlossen, Sex völlig auszuschalten. Ich hielt mich rigoros an das, was ich als eine wesentliche Voraussetzung für diese Lebensweise betrachtete und führte mein Leben mit all der grimmigen Askese eines mönchischen Zölibats. Jetzt erkenne ich, dass diese Art von puritanischem Konformismus dumm ist, aber ich möchte nicht in mein altes Leben zurück. Wie soll ich mich jetzt in Bezug auf Sex verhalten?
Antwort: Wie kommt es, dass Sie nicht wissen, was zu tun ist, wenn Verlangen besteht? Ich sage Ihnen, warum. Weil diese starre Entscheidung von Ihnen immer noch wirksam ist. Alle Religionen haben uns gesagt, dass wir Sex ablehnen sollen, ihn unterdrücken sollen, weil sie sagen, dass Sex eine Verschwendung von Energie sei und Sie Energie haben müssen, um Gott zu finden. Diese Art von Askese und schroffer Unterdrückung und erzwungener Anpassung an ein vorgegebenes Muster verletzt jedoch auf brutale Weise alle unsere feineren Instinkte und tut ihnen Gewalt an. Diese Form von Askese ist eine größere Energieverschwendung als sexuelle Freuden.

Warum haben wir Sex zu einem Problem gemacht? Es spielt in Wahrheit überhaupt keine Rolle, ob Sie mit jemandem ins Bett gehen oder ob Sie das nicht tun. Tun Sie es einfach oder lassen Sie es, aber machen Sie kein Problem daraus. Das Problem entsteht erst durch die ständige Beschäftigung damit. Die wirklich interessante Frage ist nicht, ob wir mit jemandem ins Bett gehen oder nicht, sondern warum wir all diese Fragmentierungen in unserem Leben haben. In einer ruhelosen Ecke steckt Sexualität mit all ihren Aspekten, in einer anderen ist irgendeine andere aufgewühlte Situation, in der dritten der Ehrgeiz, dies oder jenes zu erreichen, und in allen Ecken gibt es das unaufhörliche Geplapper des Verstands. Es gibt so viele verschiedene Wege, auf denen Energie verschwendet wird.

Wenn eine Ecke meines Lebens in Unordnung ist, dann ist mein ganzes Leben in Unordnung. Wenn es in meinem Leben Unordnung gibt im Hinblick auf Sexualität, dann ist der Rest meines Lebens auch in Unordnung. Ich sollte mich also nicht darum kümmern, wie ich eine Ecke in Ordnung bringe, sondern mich fragen, warum ich mein Leben in so viele verschiedene Stücke aufgespalten habe – in Bruchstücke, die in sich ohne Ordnung sind und die sich alle widersprechen. Was kann ich tun, wenn ich so viele Fragmente sehe? Wie kann ich mit ihnen allen umgehen? Ich habe diese Bruchstücke in mir, weil ich innerlich selbst nicht ganz bin. Wenn ich mir das alles genau ansehe, wenn ich dem nachgehe, ohne eine neue Fragmentierung zu verursachen, wenn ich bis an das Ende jedes Bruchstücks gehe, dann wird es in dieser Bewusstheit, die anblickt und schaut, keine Fragmentierung geben. Jedes Fragment ist ein abgespaltener Genuss, eine von der Einheit getrennte Freude. Ich sollte mich fragen, ob ich mein ganzes Leben über in einem schäbigen kleinen Raum von gewissen Freuden bleiben will. Begeben Sie sich in die Versklavung durch jedes Vergnügen, durch jedes Bruchstück, und sagen Sie sich selbst: „Mein Gott, ich bin abhängig, ich bin Sklave all dieser kleinen Ecken – ist das alles, was mein Leben ausmacht?" Bleiben Sie dort und schauen Sie, was passiert.

Meeting Life, S. 61–62

Wenn wir uns das ganze Bild ansehen, nicht als eine Idee, sondern als eine tatsächliche Handlung, dann sind Liebe, Sex und Keuschheit eins

Wenn wir diese ganze Sache sehen – was wir aus Liebe machen, aus Sex, aus Genuss oder aus Gelübden dagegen –, wenn wir dieses ganze Bild betrachten, nicht als eine Idee, sondern als Tatsache, dann sind Liebe, Sex und Keuschheit eins. Sie sind nicht voneinander getrennt. Wenn in Beziehung Trennung ist, verdirbt alles. Sex kann so keusch sein wie der wolkenlose blaue Himmel; die Wolke kommt aber und verdunkelt alles, wenn das Denken auftaucht. Das Denken sagt: „Dies ist keusch, jenes ist Genusssucht“, „Das muss beherrscht werden“ und „Hier kann ich mich gehen lassen“. Das Denken ist das Gift, nicht Liebe, nicht Keuschheit, nicht Sex.

Das, was unschuldig ist, ist immer keusch, aber Unschuld wird nicht vom Denken erzeugt.

Conversations, S. 12–13

6. Über die Ehe

Wir suchen nach Gefährtenschaft – wie man mit jemandem ohne Konflikt zusammenleben kann – was es bedeutet, in Beziehung zu sein; Liebe und Verantwortung; Dominanz und Pflicht – Ursachen für den Mangel an Harmonie in Beziehungen – ist die getrennte Existenz eines Individuums eine Illusion? – es muss doch möglich sein, mit jemandem in einer sexuellen Beziehung zu leben, den man liebt, ohne dass die üblichen Alpträume auftauchen.

Man muss herausfinden, wie man mit einem anderen Menschen zusammenleben kann ... ohne Auseinandersetzungen, Anpassung oder Einschränkung

Wenn zwei Menschen zusammenleben, ist es dann ein sexueller, biologischer Vorgang zusammenzukommen, oder gibt es Liebe in ihrem Leben, gegenseitige Fürsorge? Vielleicht kennen Sie die Antwort selbst.

Frage: Ist es notwendig, in Liebe zu heiraten? Wie ist die physische Beziehung zwischen Mann und Frau?
Antwort: Das weiß ich nicht, Sie sollten das wissen. Das ist eine merkwürdige Frage, nicht wahr? Ist es notwendig, in Liebe zu heiraten? Was sagen Sie dazu? Wenn der Sprecher Ihnen diese Frage vorlegt, was werden Sie antworten? Ist es notwendig, dass ich heirate? Was wäre Ihre Antwort? Wahrscheinlich würden Sie antworten: „Machen Sie, was Sie wollen, aber warum kommen Sie damit zu mir? Das liegt doch ganz an Ihnen."

Aber sehen Sie, die Frage ist doch wirklich viel komplizierter. Wir alle suchen nach Gemeinschaft, Geselligkeit, Gefährtenschaft; wir alle wollen sexuelle Beziehungen, das ist eine biologische Notwendigkeit. Und wir wollen auch jemanden, auf den wir uns verlassen können, bei dem wir uns sicher fühlen, bei dem wir uns behaglich und unterstützt fühlen. Da die meisten von uns nicht allein auf den eigenen Füßen stehen können, sagen wir, dass wir heiraten oder einen Freund haben sollten oder so etwas. Ich brauche jemanden, bei dem ich mich zu Hause fühle. Wir sind nie bei irgendjemandem zu Hause, weil wir in unseren eigenen Gedanken leben, in unseren eigenen Problemen, ehrgeizigen Bestrebungen und so fort. Wir fürchten uns davor, auf eigenen Füßen zu stehen. Da das Leben sehr einsam ist, ist es sehr, sehr komplex und belastend und man braucht jemanden, mit dem man über die Dinge sprechen kann. Und wenn Sie heiraten, haben Sie auch eine sexuelle Beziehung, Sie können Kinder bekommen und so weiter. In dieser Art von Beziehung zwischen Mann und Frau ist keine Liebe; Mann und Frau gebrauchen einander, sie nutzen sich gegenseitig aus. Das ist eine Tatsache.

Der Fragesteller fragt also, was die Beziehung zwischen Mann und Frau ist. Wissen Sie das nicht? Das ist doch Ihre Sache. Es ist eine wirklich komplizierte Angelegenheit, in dieses ganze vielschichtige Problem des Zusammenlebens einzusteigen – nicht nur von zwei Menschen, sondern in der gesamten Menschheit, mit Ihren Nachbarn, Ihrem Vorgesetzten, Ihren Untergebenen, mit Ihren Eltern und Kindern; das ist alles wirklich eine sehr komplexe Sache. Als Familie zusammenzuleben gibt einem eine gewisse Sicherheit, einen bestimmten Schutz, und dann erweitert man diese Familie auf eine Gruppe, eine Gemeinschaft, einen Staat, eine Nation. Und von dort aus zu einer Nation, die sich einer anderen widersetzt, und so gibt es ständig Gegnerschaft und Konflikt und Kriege.

Man muss also herausfinden, wie man zusammenleben kann ohne irgendeinen Konflikt, ohne das Gefühl der Auseinandersetzung, der Anpassung, der Einschränkung. Dazu gehört ein hohes Maß an Intelligenz und Integrität. Wir aber heiraten aufgrund von sexuellem, biologischem Verlangen und so fort.

Bombay, 9. Februar 1984

Frage: Die meisten von uns sind verheiratet oder sind in einer engen Beziehung mit jemandem, was alles aus den falschen Gründen angefangen hat, wie Sie es so richtig beschrieben haben. Kann eine solche Ehe oder Beziehung jemals zu einer wirklich positiven Kraft gemacht werden? (Lachen.)

Antwort: Ihr armen Leute! Nun, wie gehen wir mit dieser Frage um? Was bedeutet es, miteinander in Beziehung zu stehen? Sie stehen sich vielleicht sehr nahe und haben eine intime, physische Beziehung, aber sind wir jemals auch innerlich miteinander in Beziehung? Dabei geht es nicht um eine romantische oder sentimentale Beziehung, sondern um das Gefühl, miteinander in Beziehung zu sein. Das Wort Beziehung (im Englischen: *relation*) bedeutet, in Kontakt zu sein, sich mit der anderen Person zusammen ganz zu fühlen, nicht wie zwei voneinander getrennte Wesen, die sich begegnen, sondern echte Ganzheit zu fühlen. Das ist eine sehr wichtige Frage, weil wir den größten Teil unseres Lebens so fürchterlich isoliert sind, so abgeschottet, so sorgfältig organisiert. Solche Arten von Beziehungen werden unweigerlich zu Konflikten führen, zu Störungen und all den neurotischen Verhaltensweisen, die dann auftauchen. Lassen Sie uns also zuerst klären, was wir mit Beziehung meinen, nämlich nicht nur die Bedeutung des Wortes, die wörtliche Übertragung, sondern der Sinn, der hinter diesem Begriff steht, hinter den beiden Menschen, die er betrifft.

Was heißt es, in Beziehung zu sein? Sind wir jemals in der tiefen, profunden Bedeutung des Wortes in Beziehung? Gibt es eine solche Beziehung, die so ungestört ist wie die Tiefen des Meeres? Kann es überhaupt eine derartige Beziehung geben, so lange jeder von uns seinem eigenen Weg folgt, seinen Wünschen, seinen Zielen und so weiter? Kann es eine echte Beziehung mit dem anderen geben, so lange diese Dinge existieren? Sie sagen „Wie könnten die nicht existieren? Braucht das nicht jeder von uns, um erfüllt zu werden, um gemeinsam zu gedeihen?“ Was bedeutet es, wenn dieses Gefühl des Getrenntseins besteht? Wenn jeder von uns sagte, dass wir uns gegenseitig helfen zu gedeihen, zu wachsen, erfüllt zu werden, zusammen glücklich zu sein, dann hält jeder noch den getrennten Geist aufrecht. Warum ist das so, dass der Verstand oder das Gehirn, das menschliche Wesen, immer am Getrenntsein hängt?

Bitte, das ist eine sehr, sehr ernste Frage: Warum haben Menschen während der gesamten Geschichte der Menschheit an diesem Gefühl der Trennung festgehalten, an der Abschottung, der Spaltung, dem Separatismus? Sie sind katholisch, ich bin evangelisch. Sie gehören dieser Gruppe an, der andere jener Gruppe. Ich trage eine violette Robe oder eine gelbe oder einen Blumenkranz um den Hals, und wir halten das aufrecht – aber zugleich sprechen wir von Beziehung, Liebe und all dem Rest. Warum also? Bitte, wir kooperieren hier, wir untersuchen das gemeinsam. Warum tun wir das? Ist das bewusst und voller Absicht oder unbewusst, entsprechend unserer Tradition und Erziehung? Alle religiösen Strukturen behaupten, dass Sie getrennte Seelen sind. Ist das Denken an sich vielleicht bereits trennend? Verstehen Sie? Ich meine, ich bin von Ihnen getrennt. Ich denke, mein Verhalten muss anders als Ihres sein, weil sonst die Furcht aufkommt, dass wir uns wie automatisierte Zombies verhalten, die sich gegenseitig imitieren. Ist das Denken die Ursache für diese Trennungen im Leben? Lassen Sie uns das bitte zusammen überlegen. Das Denken hat die Welt in Nationalitäten gespalten. Sie sind Brite, ein anderer ist Deutscher, ich bin Franzose, Sie sind Russe und so fort. Diese Trennung ist vom Denken erzeugt worden. Und das Denken nimmt an, dass in dieser Trennung und Spaltung Sicherheit zu finden wäre – dass man derselben Gruppe angehört, an denselben Guru glaubt, dass man dieselbe Kleidung trägt, wie der Guru sie vorgeschrieben hat –, dass man sich sicher fühlt oder zumindest die Illusion hat, sicher zu sein.

Also fragen wir: Sind es genossene Freuden, ist es der angenehme Wunsch, der auch Teil der Bewegung des Denkens ist, der uns trennt? Das heißt: ist Denken denn jemals vollständig, ganz? Denken beruht auf Wissen, das eine riesige, angesammelte Erfahrung des Menschen darstellt, in der naturwissenschaftlichen, technologischen Welt oder psychologisch. Wir haben ein enormes Wissen angehäuft, äußerlich und innerlich. Und Denken ist die Folge dieses Wissens – Denken als Erinnerung, Wissen, Erfahrung. Wissen kann niemals etwas vollständig erfassen – weder Gott, noch Nirvana, den Himmel, die Wissenschaft oder sonst etwas. Wissen muss immer den Schatten des Nichtwissens mit sich herum tragen. Lassen Sie uns diese Tatsache gemeinsam betrachten. Wenn das Denken in das Feld von Beziehung tritt, muss es notwendigerweise Trennung erzeugen, weil es selbst fragmentiert ist; Denken selbst ist begrenzt, nicht wahr?

Wenn uns allen das klar ist – ich erkläre nichts, sondern Sie entdecken das selbst –, welchen Platz hat dann Wissen in einer Beziehung? Bitte, das ist eine ernste Frage, das ist nicht nur eine leichthin gemachte Anmerkung, um darüber disputieren zu können. Es ist eine Untersuchung, welchen Platz Wissen, Erfahrung, angehäufte Erinnerungen in Beziehung haben. Bitte beantworten Sie das selbst, schauen Sie nicht mich dabei an. Wenn ich sage „Ich kenne meine Frau" oder wenn ich über irgendeine andere Form der intimen Beziehung spreche, dann habe ich diese Person bereits in einen Rahmen meines Wissens über ihn oder sie gestellt. Mein Wissen wird so zu einem trennenden Prozess. Ich habe mit meiner Frau, meinem Mann, meiner Freundin oder wem sonst zusammengelebt, und ich habe Informationen angesammelt. Ich habe die schmerzlichen Kommentare gespeichert, die sie oder er gemacht hat, ich habe mir eine Vorstellung, ein Bild gemacht aufgrund von Erinnerungen, und sie bestimmen meine Beziehung zu einem anderen Menschen. Das stimmt doch, oder? Bitte betrachten Sie das bei sich selbst. Und die andere Person macht das Gleiche.

Unsere Frage war, welchen Platz hat Wissen in Beziehung? Ist Wissen Liebe? Ich kenne vielleicht meine Frau – wie sie aussieht, wie sie sich verhält, bestimmte Gewohnheiten und so weiter. Das ist ziemlich klar. Warum sollte ich jedoch sagen „Ich kenne sie"? Wenn ich sage, „Ich weiß" oder „Ich kenne", dann habe ich damit meine Beziehung schon begrenzt. Ob Sie das verstehen? Ich habe damit bereits eine Blockade, ein Hindernis zwischen mir und ihr errichtet. Heißt das für meine Beziehung zu ihr, dass ich unverantwortlich werde? Verstehen Sie meine Frage? Wenn ich sage „Im Grund genommen kenne ich sie nicht", bin ich dann unverantwortlich? Oder bin ich vielleicht außerordentlich sensibel geworden, das heißt: ich bin verletzlich, ich habe kein Gefühl für Trennung, keine Barriere?

Wenn ich mit meinem Geist, Bewusstsein, Gehirn oder Gefühl wahrnehme, dass Beziehung ein Erblühen ist, eine Bewegung, kein statischer Zustand, etwas Lebendiges – Sie können Beziehung nicht in eine Schachtel stecken und sagen, das ist sie jetzt und sie behalten und dabei bleiben –, dann können wir anfangen zu fragen: Was ist Ehe? Oder: was ist Ehe nicht? Man kann zusammenleben, eine sexuelle Beziehung haben, als Gefährten zusammensein, sich bei der Hand halten, miteinander sprechen und dann zum Standesamt gehen oder eine kirchliche Zeremonie durchlaufen und verbunden werden, oder man lebt mit jemand zusammen, ohne verheiratet zu sein. In einem Fall habe ich das Gelübde der Verantwortlichkeit auf mich genommen, im anderen Fall nicht. In einem Fall bin ich legal verheiratet, und Trennung oder Scheidung ist ziemlich schwierig. Im anderen Fall ist das eher einfach, wir sagen einander Lebewohl und gehen einfach in unterschiedliche Richtungen weiter. Und das passiert mehr und mehr in der Welt. Wir verurteilen weder das eine noch das andere. Bitte, wir sehen uns nur das ganze Problem an: die Verantwortung und das Gefühl einer enormen Bürde durch Kinder. In einem Fall sind Sie legal gebunden und verpflichtet, im anderen Fall nicht; vielleicht haben Sie auch in dieser Beziehung Kinder, aber es steht immer eine Tür offen.

Ist nun die ganze Beziehung in diesen beiden Fällen nur eine Form von Anziehung, eine biologische Reaktion auf beiden Seiten, Neugier, der Wunsch, mit einem anderen Menschen beisammen zu sein – was die Folge von unbewusster Angst vor Einsamkeit sein kann oder die Tradition, die eine solche Gewohnheit begründet? In beiden Fällen kann es zu einer Gewohnheit werden, und in beiden Fällen gibt es Angst, den anderen zu verlieren, ihn zu besitzen, sich gegenseitig sexuell auszubeuten und all das, was daraus folgt. Was ist nun in beiden Fällen wichtig? Bitte, wir besprechen das gemeinsam; ich sage Ihnen nicht, was ist oder was nicht ist. Was ist also wichtig, was ist in beiden Fällen notwendig? Verantwortlichkeit ist wesentlich, nicht wahr? Ich bin verantwortlich für die Menschen, mit denen ich lebe. Ich habe Verantwortung, nicht nur für meine Frau, sondern für das, was in der Welt geschieht. Ich bin mit verantwortlich dafür, dass Menschen nicht getötet werden. Ich bin verantwortlich. Ich bin verantwortlich, darauf zu achten, dass es keine Gewalt gibt. Nicht wahr?

Habe ich nur Verantwortung für mich und für meine Familie, meine Kinder, wie es die Tradition sagt? Im Westen verschwindet die Familie immer mehr, während im Osten die Familie immer noch das Zentrum darstellt. Das ist von großer Bedeutung, denn für die Familie tun sie dort alles. Selbst wenn es sich nur um entfernte Cousins oder Cousinen, Neffen oder Nichten handelt, hält man zusammen und zieht an allen möglichen Strippen. Aber hier im Westen verschwindet die Familie allmählich.

Sie sehen, dass dieses Problem außerordentlich komplex und dabei lebenswichtig wird, wenn man sich wirklich tiefgreifend damit beschäftigt. Wenn ich Kinder habe, wenn ich sie liebe, wie ich es tue und mich verantwortlich fühle, bin ich für ihr ganzes Leben verantwortlich, und sie sind mir gegenüber ihr ganzes Leben lang verantwortlich. Ich muss darauf achten, dass sie richtig erzogen und ausgebildet und nicht durch Krieg dahingeschlachtet werden.

All das gehört also zu dieser Frage. Wenn man es genau untersucht, erkennt man, dass ohne Liebe alles andere völlig unwichtig ist. Und wenn ich versuche, nicht egozentrisch zu sein, mich nicht abzukapseln, und dieses Gefühl tiefer Zuneigung und Zärtlichkeit zu hegen, in dem es kein Festhalten gibt, keinen Besitzanspruch, kein Genussverlangen, und meine Frau das Gegenteil fühlt, dann haben wir es mit einem ganz anderen Problem zu tun. Verstehen Sie das? Dann ist das Problem: Was soll ich tun? Sie einfach verlassen, weglaufen, mich scheiden lassen? Vielleicht muss ich das, wenn sie darauf besteht. Das ist keine Frage, die mit einigen wenigen Feststellungen beantwortet werden kann, sie erfordert eine ganze Menge an Selbsterforschung, auf beiden Seiten. Und bei dieser Untersuchung, bei dieser Erforschung wird klar: wenn es keine Liebe gibt, gibt es auch keine intelligente Handlungsweise. Wo Liebe besteht, da hat sie ihre eigene Intelligenz, ihre eigene Verantwortlichkeit.

Brockwood Park, England, 2. September 1982

Wenn Sie Ihre Frau lieben, dominieren Sie nicht

In diesem Land, hier in Indien, ist der Mann der Chef, er ist das Gesetz, der Meister, weil er ökonomisch dominiert, und er ist derjenige, der festlegt, was die Pflichten einer Frau sind. Da die Frau nicht dominant und wirtschaftlich abhängig ist, hat das, was sie sagt, keinen verpflichtenden Charakter für den Mann. Wir können das Problem vom Standpunkt des Mannes aus ansehen oder aber aus der Perspektive der Frau. Wenn wir das Problem der Frau betrachten, stellen wir fest, dass sie wirtschaftlich nicht unabhängig ist, ihre Bildung beschränkt ist, man traut ihr nicht zu, eigenständig zu denken, und die Gesellschaft hat ihr Regeln und Verhaltensweisen auferlegt, die von Männern bestimmt wurden. Deshalb akzeptiert sie das, was die Rechte des Mannes genannt werden; da er herrscht, wirtschaftlich frei ist und die Fähigkeit besitzt, Geld zu verdienen, legt er die Gesetze fest. Dort, wo die Ehe eine Vertragsangelegenheit ist, gibt es natürlich Komplikationen ohne Ende.

Dann gibt es die *Pflicht* – ein bürokratisches Wort, das in Beziehung keine Bedeutung hat. Wenn man Regeln begründet und anfängt, die Pflichten und Rechte von Mann und Frau zu untersuchen, dann kommt man nie an ein Ende. Eine solche Art von Beziehung ist eine abstoßende Sache, oder nicht? Wenn der Mann seine Rechte einfordert und darauf besteht, dass er eine pflichtgetreue Frau hat, was immer das bedeuten soll, dann ist ihre Beziehung ganz offensichtlich nicht mehr als ein geschäftlicher Vertrag. Es ist sehr wichtig, diese Frage zu verstehen, denn es muss doch sicherlich auch noch einen anderen Ansatz geben.

So lange Beziehung auf Vertrag beruht, auf Geld, Besitz, Autorität oder Beherrschung, wird sie unweigerlich zu einer Sache von Rechten und Pflichten. Man kann die extreme Komplexität von Beziehung erkennen, wenn sie nichts als das Ergebnis eines Vertrages ist, in dem festgelegt wird, was richtig und was falsch ist, was Pflicht ist. Wenn ich die Frau bin und Sie auf bestimmten Tätigkeiten bestehen, muss ich natürlich, weil ich nicht unabhängig bin, Ihren Wünschen nachkommen – denn Sie halten ja die Zügel in der Hand. Sie erlegen der Frau bestimmte Regeln auf, Rechte, Pflichten, und so ist die Beziehung nur eine Vertragsangelegenheit mit allen ihren Schwierigkeiten.

Gibt es keinen anderen Zugang? Wo Liebe ist, besteht Beziehung nicht aus Pflichten. Wenn Sie als Mann Ihre Frau lieben, teilen Sie alles mit ihr – Ihren Besitz, Ihre Sorgen, Ihre Ängste, Ihre Freude. Sie dominieren nicht. Und sie ist nicht nur eine Frau, die benutzt und beiseite gestellt wird, eine Art von Brutmaschine, die Ihren Namen weiterführt. Wo Liebe ist, verschwindet das Wort *Pflicht*. Der Mann ohne Liebe im Herzen spricht von Rechten und Pflichten, und in diesem Land haben Rechte und Pflichten den Platz der Liebe eingenommen. Regeln sind wichtiger geworden als die Wärme von Zuneigung. Wo Liebe ist, ist die Sache einfach; wenn keine Liebe besteht, wird ein schwieriges Problem daraus. Wenn ein Mann seine Frau und seine Kinder liebt, wird er unmöglich in Kategorien von *Pflichten* und *Rechten* denken können.

Bedenken Sie das, meine Herren, in Ihren Herzen und in Ihrem Verstand. Ich weiß, dass Sie darüber einfach nur lachen wollen – das ist einer der Tricks der Gedankenlosen, über etwas zu lachen und es zur Seite zu schieben. Ihre Frau teilt nicht Ihre Verantwortung, Ihre Frau hat keinen Anteil an Ihrem Besitz, sie hat nicht die Hälfte von allem, was Sie haben, weil Sie die Frau als geringer einschätzen als sich selbst, als jemanden, den man sich hält und sexuell benutzt, wenn Ihnen danach ist und Ihr Appetit es verlangt. So haben Sie also die Begriffe Rechte und Pflichten erfunden, und wenn die Frau sich dagegen auflehnt, dann werfen Sie ihr diese Worte zu. Eine Gesellschaft, die über Rechte und Pflichten spricht, ist eine statische Gesellschaft, eine Gesellschaft im Niedergang. Wenn Sie Ihre Herzen und Ihr Bewusstsein wirklich erforschen, werden Sie erkennen, dass Sie keine Liebe haben.

In einer neuen Gesellschaft, in einer neuen Kultur, die entsteht, kann es ganz offensichtlich keine Beherrschung geben, weder durch den Mann noch durch die Frau. Dominanz beruht auf innerer Armut. Da wir, psychologisch betrachtet, ärmlich sind, wollen wir herrschen, die Mitarbeiter beschimpfen oder die Frau oder den Mann. Mit Sicherheit ist es allein Zärtlichkeit, Wärme und Liebe allein, die einen neuen Zustand hervorbringen können, eine neue Kultur. Die Kultivierung des Herzens ist keine Sache des Verstandes. Der Verstand kann das Herz nicht kultivieren, aber wenn man die Vorgänge des Verstandes erkennt, dann entsteht Liebe. Liebe ist nicht nur ein Wort. Der Begriff ist nicht die Sache an sich. Das Wort *Liebe* ist nicht Liebe. Wenn wir dieses Wort verwenden und versuchen, Liebe zu kultivieren, ist das nur ein Prozess des Verstandes. Liebe kann man nicht kultivieren, aber wenn wir erkennen, dass das Wort nicht die Sache ist, dann hört der Verstand mit seinen Gesetzen und Regeln, mit seinen

Rechten und Pflichten auf, dazwischenzufunken, und nur dann gibt es eine Möglichkeit, eine neue Kultur zu erschaffen, eine neue Hoffnung und eine neue Welt.

Collected Works, Vol. V, S. 87–88

Wenn Ehe zur Gewohnheit wird, der Kultivierung einer gewohnheitsmäßigen Freude dient, ist sie ein abträglicher Faktor. Es gibt keine gewohnheitsmäßige Liebe

Für sehr, sehr wenige, die wirklich lieben, hat die eheliche Beziehung Bedeutung, und dann ist sie unauflöslich, dann ist sie nicht nur eine reine Gewohnheit oder Bequemlichkeit, noch beruht sie dann nur auf biologischen, sexuellen Bedürfnissen. In einer solchen bedingungslosen Liebe verschmelzen die Identitäten, die beiden Einzelpersönlichkeiten, miteinander, und in einer solchen Beziehung gibt es Heilung, gibt es Hoffnung.

Bei den meisten von Ihnen ist die eheliche Beziehung jedoch keine Verschmelzung. Um zwei getrennte Identitäten miteinander zu verschmelzen, müssen Sie sich als Mann selbst kennen, und als Frau müssen Sie sich kennen. Das bedeutet es, zu lieben. Aber in der Regel existiert eine solche Liebe nicht, das ist offensichtlich. Liebe ist frisch, neu, nicht nur Befriedigung, nicht nur Gewohnheit; Liebe ist bedingungslos. Sie gehen so mit Ihrem Mann oder Ihrer Frau nicht um, nicht wahr? Sie leben in Ihrer Isolierung, und sie lebt in ihrer Abgetrenntheit, und Sie haben ein Muster des abgesicherten sexuellen Vergnügens gebildet. Was passiert mit einem Mann, der ein gesichertes Einkommen hat? Er wird mit Sicherheit innerlich ärmer. Haben Sie das noch nicht festgestellt? Beobachten Sie einen Mann mit einem gesicherten Einkommen und Sie werden sehen, wie schnell sein Geist welkt. Er mag eine hohe Position einnehmen und es mag ihm der Ruf, besonders clever zu sein, vorauseilen, aber die volle Freude des Lebens ist von ihm fort gegangen.

Ähnlich ist es bei einer Ehe, in der Ihnen ständig eine Quelle von Genuss zur Verfügung steht, in der es Gewohnheiten ohne tieferes Verstehen gibt, ohne Liebe, und die Beibehaltung dieses Zustands als Zwang. Ich sage Ihnen nicht, was Sie tun sollten – schauen Sie sich das Problem zuerst einmal an. Denken Sie, dass es richtig ist, wie es ist? Wenn nicht, heißt das nicht, dass Sie als Mann Ihre Frau verlassen sollten, um eine andere zu finden. Was bedeutet eine solche Beziehung? Sicher heißt Liebe doch, in Gemeinschaft mit jemandem zu sein; aber sind Sie mit Ihrer Frau in Gemeinschaft, außer der körperlichen? Kennen Sie Ihre Frau, außer auf der körperlichen Ebene? Kennt sie Sie? Sind Sie nicht beide isoliert, verfolgen Sie nicht beide Ihre eigenen Interessen, Ziele und Bedürfnisse? Streben Sie vielleicht beide nach Befriedigung und Erfüllung durch den jeweils anderen, in wirtschaftlicher oder psychologischer Hinsicht? Eine solche Beziehung ist überhaupt keine echte Beziehung – das ist ein sich gegenseitig abschottender Prozess, der auf die Erfüllung bestimmter psychologischer, biologischer und finanzieller Notwendigkeiten gerichtet ist. Und die offensichtliche Folge sind Konflikt, Leid, Streit, besitzergreifende Angst, Eifersucht und so fort.

Wenn Ehe Gewohnheit ist und nur der Kultivierung gewohnheitsmäßigen Vergnügens dient, ist sie ein abträglicher Faktor. Es gibt keine gewohnheitsmäßige Liebe. Liebe ist nicht gewohnheitsmäßig; Liebe ist etwas Freudiges, Kreatives, Neues. Gewohnheit ist deshalb das Gegenteil von Liebe. Sie aber stecken in der Gewohnheit fest, und so ist auch Ihre gewohnheitsmäßige Beziehung mit einem anderen Menschen selbstverständlich tot. Wir kommen also auf das grundlegende Thema zurück: die Reformation der Gesellschaft hängt von Ihnen ab, nicht von der Legislative. Die Gesetzgebung kann nur weitere Gewohnheiten oder Konformismus bewirken. Deshalb müssen Sie, als ein verantwortliches Individuum in Beziehungen, etwas tun – Sie müssen handeln, und Sie können nur handeln, wenn es ein Erwachen von Geist und Herz gibt. Ich sehe, dass manche von Ihnen zur

Bestätigung mit dem Kopf nicken, aber offensichtlich ist es eine Tatsache, dass Sie die Verantwortung für Transformation, für Veränderung, nicht übernehmen wollen. Sie möchten sich der Herausforderung, die alles auf den Kopf stellt, nicht stellen: nämlich wie man richtig lebt. Und damit besteht das Problem weiterhin. Sie streiten und machen weiter, und schließlich sterben Sie, und wenn Sie sterben, wird jemand weinen, nicht um Sie als Verstorbenen, sondern wegen der eigenen Einsamkeit. Doch Sie leben einfach weiter so, ohne etwas zu ändern, und Sie denken, Sie seien menschliche Wesen, die eine Gesetzgebung erlassen, hohe Stellungen einnehmen, über Gott sprechen können und darüber, wie man Kriege beendet, und so fort. Nichts davon bedeutet etwas, weil Sie keine der fundamentalen Fragen gelöst haben.

Collected Works, Vol. V, S. 175–176

Frage: Wenn zwei Menschen eine konfliktreiche Beziehung haben, die voller Leid ist, können sie das lösen oder muss die Beziehung beendet werden? Ist es für eine gute Beziehung nicht notwendig, dass sich beide ändern?

Antwort: Ich hoffe, die Frage ist klar. Was ist in Beziehung die Ursache von Leid, Konflikt und all den Problemen, die auftauchen? Was sind deren Wurzel? Bitte, bei der Beantwortung dieser Fragen denken wir gemeinsam nach. Ich beantworte Ihnen nichts, damit Sie das entweder empfangen oder akzeptieren oder zurückweisen, wir denken vielmehr gemeinsam über diese Fragen nach. Das ist eine Frage, die alle Menschen betrifft, ob sie nun im Osten leben oder im Westen. Das ist ein Problem, das wirklich die meisten Menschen betrifft. Offenbar können zwei Menschen, Mann und Frau, nicht ohne Konflikt, nicht ohne Leid zusammenleben, nicht ohne einen Mangel an Ebenbürtigkeit, ohne das Gefühl, nicht wirklich tiefgreifend miteinander verbunden zu sein. Man fragt sich, warum das so ist? Es gibt eine Vielzahl von Gründen: Sex, Temperament, gegensätzliche Gefühle, Glaubensmuster, Ehrgeiz.

Es mag viele, viele Ursachen für diesen Mangel an Harmonie in Beziehung geben. Was ist aber die wahre Quelle dafür, was ist in der Tiefe dieser Quelle, das Konflikt in jedem von uns hervorbringt? Ich denke, es ist sehr wichtig, diese Frage zu stellen und dann nicht auf die Antwort eines anderem zu warten, sondern – nachdem man diese Frage gestellt hat – die Geduld aufzubringen, zu warten, zu zögern, die Frage selbst sich setzen und keimen zu lassen, zu wachsen, sich selbst zu entwickeln. Ich weiß nicht, ob ich Ihnen das Gefühl dafür vermitteln kann.

Ich frage mich, wenn ich als Mann mit einer Frau verheiratet bin oder mit einer Frau zusammenlebe, warum es diesen grundlegenden Konflikt zwischen uns gibt. Ich kann eine oberflächliche Antwort geben: es ist so, weil sie katholisch ist und ich protestantisch oder dies und das. Das sind alles oberflächliche Gründe, aber ich möchte herausfinden, was die tiefe Wurzel ist oder die tiefe Quelle des Konfliktes zwischen zwei Menschen. Ich habe die Frage gestellt, und ich warte darauf, dass sich die Frage selbst entwickelt, dass sie alle ihre subtilen Aspekte zeigt, und ich warte darauf, wozu die Frage sonst noch führt. Dafür muss ich etwas Geduld haben, nicht wahr? Das Gefühl dafür, abzuwarten, zu beobachten, bewusst zu sein, damit sich die Frage entfalten kann. Wenn sie sich entfaltet, beginne ich, die Antwort zu sehen. Nicht, dass ich eine Antwort erwarte, aber die Frage selbst fängt an, sich zu öffnen und mir die außergewöhnliche Komplexität zu zeigen, die zwischen zwei Menschen besteht, zwischen zwei Menschen, die sich vielleicht gegenseitig mögen, die sich vielleicht voneinander angezogen fühlen. Wenn sie sehr jung sind, werden sie sich sexuell aufeinander einlassen, und später, wenn sie ein bisschen älter werden, langweilen sie sich und versuchen, dieser Langeweile zu entkommen, indem sie mit einem anderen etwas anfangen, sich scheiden lassen – Sie wissen ja, was dann alles folgt. Aber mit dem nächsten Menschen entsteht das gleiche Problem. Ich muss also Geduld haben. Mit dem Wort *Geduld* meine ich nicht, dass ich der Zeit gestatte, einzugreifen und zu wirken. Ich weiß nicht, ob Sie sich mit der Frage nach Geduld und Ungeduld schon tiefer beschäftigt haben.

Die meisten von uns sind ziemlich ungeduldig. Wir wollen unsere Frage sofort beantwortet haben, oder wir wollen ihr sofort entkommen, sofort mit ihr umgehen. Wir sind also ziemlich ungeduldig, voranzukommen. Diese Ungeduld erlaubt einem nicht, das Problem in der Tiefe zu verstehen. Wenn ich jedoch Geduld habe, die nicht der Zeit unterworfen ist, dann verlange ich nicht, dass das Problem beendet wird. Ich beobachte, ich betrachte das Problem einfach, ich lasse es sich entwickeln und wachsen. Aus dieser Geduld heraus fange ich an, die Tiefe der Antwort zu finden. Nicht wahr? Lassen Sie uns das gemeinsam tun. Wir sind geduldig, möchten keine sofortige Antwort, und deshalb ist unser Geist, unser Gehirn offen zu sehen, sind wir uns des Problems und seiner Vielschichtigkeit bewusst. Stimmt das? Wir versuchen – nein, ich möchte nicht das Wort *versuchen* gebrauchen – wir dringen in das Problem ein, warum zwei Menschen anscheinend niemals ohne Konflikt zusammenleben können. Was ist die Wurzel dieses Konflikts? Was ist meine Beziehung zu ihr, oder zu jemand anderem? Ist das oberflächlich? Sexuelle Anziehung, Neugier, Erregung: das sind alles oberflächliche Sinnesreaktionen, nicht wahr? Ich erkenne, dass diese Sinnesempfindungen oberflächlich sind, und solange ich eine oberflächliche Antwort zu finden versuche, werde ich nie in der Lage sein, die Tiefe des Problems zu erkennen. Bin ich nun also frei von den oberflächlichen Antworten und den Problemen, die oberflächliche Antworten erzeugen, und frei vom Versuch, diese Probleme nur oberflächlich zu lösen? Ich weiß nicht, ob Sie mir folgen?

Ich habe festgestellt, dass ich an der Oberfläche der Frage keine echte Antwort finden werde; deshalb frage ich weiter, was die Wurzel der Frage ist. Ist es die Erziehung? Liegt es daran, dass ich als Mann einen anderen Menschen beherrschen oder von ihm Besitz ergreifen will? Bin ich so tief gebunden, dass ich nicht loslassen möchte? Und erkenne ich, dass Bindung und Festhalten unweigerlich Verderben mit sich bringt, Verderben in dem Sinne, dass ich eifersüchtig werde, dass ich Angst bekomme, dass ich mich fürchte? Die Folgen von Bindung kennen wir alle sehr gut. Ist das die Ursache? Oder liegt die Ursache noch viel tiefer? Zuerst kommt eine oberflächliche Antwort, dann geht es um Emotionen, Bindungen, um emotionale, sentimentale und romantische Abhängigkeit. Wenn ich diese Gründe ausschließe, gibt es dann einen noch tieferen Grund, der damit zu tun hat? Wir bewegen uns von der oberflächlichen Ebene tiefer und tiefer, damit wir selbst herausfinden können, wo die Wurzel liegt. Ich hoffe, dass Sie das tun.

Wie also finde ich die Wurzel? Wie finden Sie die Wurzel? Möchten Sie eine Antwort finden, möchten Sie die Wurzel finden und unternehmen deshalb eine große Anstrengung? Oder wollen Sie die Antwort finden, damit Ihr Verstand, Ihr Gehirn zur Ruhe kommen? Sie schauen nur, Sie sind nicht aufgewühlt, es handelt sich nicht um ein brennendes Verlagen, um den Willen. Es geht nur darum zu sehen. Tun wir das gemeinsam, schauen wir einfach, was die tiefe Wurzel, oder die tiefe Ursache, die Basis für den Konflikt zwischen Menschen ist. Ist es das Gefühl der Trennung der Individuen? Sehen Sie, beschäftigen Sie sich damit bitte sehr achtsam. Steht dahinter die Vorstellung des Individuums, dass es vom anderen grundlegend getrennt ist? Biologisch sind wir verschieden, aber darüber hinaus gibt es das Gefühl einer tief verwurzelten individuellen, trennenden Tätigkeit; ist das die Wurzel? Oder gibt es eine noch tiefere Wurzel, eine tiefere Schicht?

Sind wir noch zusammen bei dieser Fragestellung? Zuerst kommen Sinnesreaktionen, sinnliche Empfindungen, dann emotionale, romantische und sentimentale Antworten, dann Bindung mit all ihren schlechten Folgen. Oder handelt es sich darum, dass etwas grundlegend konditioniert worden ist, dass ein Gehirn sagt: „Ich bin ein Individuum, und er bzw. sie ist ein Individuum, und wir sind voneinander getrennte Wesen; jeder muss seinen eigenen Weg gehen, und deshalb besteht eine fundamentale Getrenntheit." Ist es so? Ist das fundamental? Oder bin ich als Mann so erzogen worden, dass ich ein Individuum bin und sie auch, und dass wir als Individuen uns selbst erfüllen müssen, sie auf ihre Weise und ich auf meine? Dass wir also von Anfang an in zwei unterschiedliche Richtungen gegangen sind? Die Wege verlaufen vielleicht parallel zueinander, aber wie zwei Eisenbahnschienen treffen sie sich niemals. Und dabei versuche ich doch nur, sie zu treffen, versuche ich doch nur, harmonisch zu leben, und bemühe mich: „Liebling, du bist so gut." Das wiederhole ich und wiederhole ich, aber dennoch treffen wir uns nie, nicht wahr?

Wenn es so ist, dass das der Grund, die Wurzel ist – und es scheint so zu sein –, ist die getrennte Existenz der Individuen dann eine Realität? Oder ist sie eine Illusion, die ich aufgebaut habe, die ich geschätzt und an der ich festgehalten habe, obwohl sie keine Aussagekraft besitzt? Wenn sie keinen Wert besitzt, dann muss ich ganz sicher sein, unerschütterlich sicher, dass sie eine Illusion ist, und das Gehirn auffordern, sich von dieser Illusion zu lösen und zu erkennen, dass wir, psychologisch betrachtet, uns alle sehr ähnlich sind. Folgen Sie mir? Mein Bewusstsein ist das Bewusstsein des Restes der Menschheit. Wir mögen uns biologisch unterscheiden, aber psychologisch ist das Bewusstsein in allen Menschen ähnlich. Wenn ich das erst einmal erkenne, nicht intellektuell, sondern in der Tiefe meines Herzens, in meinem Blut, in meinem Bauch, dann werden alle meine Beziehungen zu anderen Menschen radikal verändert. Nicht wahr? Das ist unvermeidlich.

Nun fragt der Fragesteller: Wir sind im Konflikt, muss das enden? Wenn wir uns den ganzen Tag lang streiten, wie die meisten Menschen in einem solchen Konflikt es tun – Sie kennen die Bitterkeit, die Wut, den Hass, die Abstoßung –, dann ertragen wir das, solange wir können, und dann kommt der Punkt, an dem wir zerbrechen müssen. Das Muster ist uns bekannt. Es gibt mehr und mehr Scheidungen. Und der Fragesteller fragt: Was soll man tun? Wenn ich mich in einem immerwährenden Konflikt mit meiner Frau befinde und das irgendwie nicht mehr zupflastern kann, muss die Beziehung enden? Oder verstehe ich vom Grunde her die Ursache dieser Störung, dieses Konfliktes, die im Gefühl der Getrenntheit verschiedener Individuen liegt? Habe ich die illusorische Natur all dessen erkannt und verfolge ich deshalb den Weg des Individuums nicht mehr länger? Wenn es so ist, wenn ich das wahrgenommen habe und so lebe – nicht, wenn ich es verbal behaupte, sondern es tatsächlich verwirkliche –, was ist dann meine Beziehung zu der Person, zu der Frau, die sich selbst noch im Rahmen des Individuums betrachtet? Verstehen Sie meine Frage?

Sie ist sehr interessant. Dringen Sie ein. Ich sehe oder sie sieht – schreiben wir das lieber ihr zu –, sie erkennt die Albernheit, die Absurdität, die illusorische Natur des Individuums. Sie versteht das, spürt es, und ich tue das nicht, weil ich ein Mann bin, aggressiver, mehr auf Vorwärtsbewegung gerichtet. Was passiert also zwischen uns? Sie hat das Wesentliche verstanden und ich nicht. Sie wird sich nie mit mir streiten, nicht wahr? Sie wird sich darauf überhaupt nicht einlassen, aber ich dränge sie, bedränge sie, treibe sie an und versuche, sie da hineinzuziehen. Ich erzeuge den Konflikt, nicht sie. Haben Sie verstanden, wohin sich das Ganze bewegt hat? Die ganze Sache hat sich bewegt. Jetzt sind es nicht mehr zwei Menschen, die streiten, sondern nur einer. Sehen Sie, was geschehen ist. Und wenn ich wenigstens ein bisschen sensibel bin, wenn ich etwas an echten Gefühlen für sie empfinde, fange auch ich an, mich zu verändern, weil sie unaufhebbar bleibt, wo sie ist. Verstehen Sie? Sie wird sich nicht von ihrer Haltung abbringen lassen. Sehen Sie, was passiert: Wenn zwei unbewegliche Objekte aufeinander treffen, dann gibt es einen Konflikt. Ich weiß nicht, ob Sie das erkennen. Wenn aber ein Objekt unbeweglich ist, die Frau, und ich beweglich bin, werde ich ganz natürlich dem nachgeben, was unbeweglich ist, nicht wahr? Ich frage mich, ob Sie das verstehen. Das ist sehr einfach.

So wird das Problem gelöst, wenn man ein wirkliches Verständnis von Beziehung erlangt – ohne das Image, ohne das Bild, das wir früher besprochen haben. Dann wird sie mich einfach durch ihre Gegenwart, durch die Lebendigkeit ihrer Präsenz verändern und mir helfen. Das ist die Antwort.

On Relationship, S. 5–9

Kann man sich denn verlieben und dabei keine besitzergreifende Beziehung haben?

Frage: Ist es für einen Mann und eine Frau möglich zusammenzuleben, Sex zu haben und Kinder ohne diesen ganzen Wirbel, die Bitterkeit und den Konflikt, der Teil einer solchen Beziehung zu sein scheint? Ist es möglich, dass es Freiheit für beide Seiten gibt? Ich meine mit Freiheit nicht, dass der Mann oder die Frau ständig irgendwelche Affären mit jemand anderem haben sollte. Normalerweise kommen Menschen zusammen und heiraten, weil sie sich verliebt haben, und darin ist Verlangen, bewusste Wahl und Entscheidung, Vergnügen, Besitzverhalten und ein starker Antrieb. Das Wesen dieser Verliebtheit scheint von Beginn an von Keimen für Konflikte erfüllt zu sein.

Antwort: Ist das so? Muss das so sein? Das stelle ich sehr in Frage. Können Sie sich nicht verlieben und keine besitzergreifende Beziehung haben? Ich liebe jemanden und sie liebt mich und wir heiraten – das ist alles sehr klar und einfach, darin liegt überhaupt kein Konflikt. Wenn ich sage, wir heiraten, hätte ich auch sagen können, dass wir uns entscheiden, zusammenzuleben – wir wollen uns nicht in Worten verlieren. Kann man das eine nicht ohne das andere haben, ohne dass dies sozusagen als Schwanz ganz notwendigerweise folgt? Können zwei Menschen nicht verliebt und beide so intelligent und empfindsam sein, dass es Freiheit gibt und kein Zentrum oder keinen Faktor, der Konflikt verursacht? Der Konflikt steckt nicht im Gefühl des Verliebtseins; das Gefühl des Verliebtseins ist völlig ohne jeden Konflikt. Es gibt im Verliebtsein auch keinen Verlust an Energie. Der Verlust von Energie ergibt sich im Schwanz, der folgt – Eifersucht, Besitzansprüche, Verdächtigungen, Zweifel, Angst, diese Liebe zu verlieren, das ständige Verlangen nach Bestätigung und Sicherheit. Sicher muss es doch möglich sein, in einer sexuellen Beziehung zu sein mit jemandem, den Sie lieben, ohne den Alptraum, der üblicherweise folgt. Natürlich ist es das.

Meeting Life, S. 63–64

Was ist Liebe?

Ist es möglich, frei von Eifersucht und Gebundenheit zu sein? – Einsamkeit hat mich gezwungen zu entfliehen – Kann Denken seine eigene Begrenztheit erkennen? – Einsamkeit wird durch Denken erzeugt. – Wo Gebundenheit ist, gibt es keine Liebe – Durch die Negation dessen, was Liebe nicht ist, entsteht und ist Liebe.

Ich stelle fest, dass es keine Liebe geben kann, wo Eifersucht herrscht; Liebe kann auch nicht existieren, wo es eine festhaltende Bindung gibt. Ist es mir nun möglich, frei von Eifersucht und Bindung zu sein? Ich erkenne, dass ich nicht liebe. Das ist eine Tatsache. Ich werde mich nicht selbst täuschen; ich werde meiner Frau gegenüber nicht so tun, als ob ich sie liebe. Ich weiß nicht, was Liebe ist. Aber ich merke, dass ich eifersüchtig bin und ich weiß, dass ich sehr an ihr hänge. In dieser Bindung steckt Angst, steckt Eifersucht und Sorge; da ist das Gefühl der Abhängigkeit. Ich möchte nicht abhängig sein, aber ich bin es, weil ich einsam bin. Ich werde im Büro herumgeschubst, bei der Arbeit, und ich komme nach Hause und möchte mich wohl fühlen und Gesellschaft haben, um vor mir selbst zu entfliehen. Nun frage ich mich: Wie kann ich mich von dieser Bindung befreien? Das ist nur ein Beispiel.

Zunächst will ich vor der Frage davonlaufen. Ich weiß nicht, wie es mit meiner Frau enden wird. Wenn ich wirklich nicht mehr an ihr festhalte, verändert sich vielleicht meine Beziehung zu ihr. Sie hängt dann vielleicht an mir und ich bin nicht an sie gebunden oder an irgendeine andere Frau. Aber ich werde das dennoch untersuchen. Ich werde also nicht vor dem davonlaufen, was ich mir als Konsequenz einer totalen Lösung von Bindung ausmale. Ich weiß nicht, was Liebe ist, aber ich sehe sehr klar, definitiv, ohne jeden Zweifel, dass eine festhaltende Bindung an meine Frau Eifersucht, Besitzstreben, Angst und Sorgen mit sich bringt, und davon möchte ich mich befreien. Ich fange also an zu fragen, ich suche nach einer Methode – und ich werde vom System gefangen. Irgendein Guru sagt: „Ich werde dir helfen, dich zu befreien, tue dies und jenes, übe dies, praktiziere das." Ich akzeptiere, was er sagt, weil ich die Bedeutung der Befreiung einsehe und er mir verspricht, dass ich die Belohnung bekomme, wenn ich tue, was er sagt. Ich sehe dabei aber den Weg, auf dem ich nach der Belohnung strebe. Ich sehe, wie albern ich bin: ich will frei sein und binde mich dabei an eine Belohnung.

Ich möchte nicht gebunden sein und doch stelle ich fest, dass ich mich an der Idee festhalte, jemand – oder ein Buch oder eine Methode – würde mich mit der Befreiung von Bindung belohnen. So wird die Belohnung zur Bindung. Also sage ich: „Schaut her, was ich gemacht habe; passt auf, dass ihr nicht in dieselbe Falle geratet." Ob es nun eine Frau ist, eine Methode, eine Idee – es bleibt eine Bindung. Jetzt bin ich sehr achtsam, weil ich etwas gelernt habe, nämlich nicht eine bestehende Bindung einzutauschen gegen etwas, was dann wieder zur Bindung wird.

Ich frage mich: „Was muss ich tun, um mich von Bindungen zu befreien?" – Was ist mein Motiv dafür, frei von Bindungen zu sein? Besteht es nicht darin, dass ich einen Zustand erreichen möchte, in dem es keine Bindung gibt, keine Angst und so fort? Und ich erkenne plötzlich, dass Motive eine Richtung vorgeben, und die Richtung wird meine Freiheit diktieren. Warum habe ich ein Motiv? Was sind Motive? Ein Motiv ist eine Hoffnung oder ein Wunsch, etwas zu erreichen. Ich stelle fest, dass ich an meinem Motiv hänge. Nicht nur meine Frau, nicht nur meine Idee oder die Methode, sondern mein Motiv ist zu meiner Bindung geworden, die mich abhängig macht! Ich agiere also die ganze Zeit in einem Feld der Bindung – an die Frau, die Methode, an das Motiv, irgendetwas in der Zukunft zu erreichen. An all das bin ich gebunden. Ich sehe, dass das eine enorm komplizierte Angelegenheit ist; vorher habe ich nicht bemerkt, dass so vieles zusammenhängt und mich abhält, frei zu sein. Jetzt sehe ich das so deutlich wie auf einer Landkarte die Hauptstraßen, die Nebenstraßen, die Dörfer; ich sehe das alles jetzt ganz klar vor mir. Dann sage ich zu mir: „Ist es mir nun also möglich, mich von der großen Bindung zu lösen, die ich für meine Frau empfinde, und ebenso von der Belohnung, die ich dann glaube zu erhalten, und auch von meinem Motiv dafür?" An all dem hänge ich, all dem bin ich verhaftet. Warum? Bin ich mir selbst nicht genug? Bin ich sehr, sehr einsam und versuche deshalb, dem Gefühl der Isolierung zu entkommen – indem ich mich einer Frau zuwende, eine Idee, einem Motiv –, als ob ich mich an etwas festhalten müsste? Ich stelle fest, dass es so ist: Ich bin einsam und entfliehe dem durch die Bindung an etwas, damit ich das Gefühl der außerordentlichen Isolierung nicht spüre.

Nun möchte ich also verstehen, warum ich einsam bin, weil ich sehe, dass mich das abhängig macht. Diese Einsamkeit hat mich gezwungen, ihr durch die Bindung an dies oder jenes zu entfliehen, und ich erkenne, dass das immer so sein wird, solange ich einsam bin. Was heißt es, einsam zu sein? Was geschieht da? Hat das mit Instinkt zu tun, ist das angeboren, oder entsteht es durch mein Alltagsleben? Falls es ein Instinkt ist oder erblich, dann ist es Teil meines Schicksals, und ich bin nicht dafür verantwortlich. Doch das akzeptiere ich nicht so einfach, ich hinterfrage es und bleibe bei der Frage. Ich beobachte und versuche nicht, eine intellektuelle Antwort zu finden. Ich versuche nicht, der Einsamkeit zu sagen, was sie tun soll oder was sie ist; ich warte darauf, dass sie es mir sagt. Da ist eine Achtsamkeit für die Einsamkeit, damit sie sich selbst offenbart. Sie wird sich nicht zeigen, wenn ich wegrenne, wenn ich Angst habe oder wenn ich mich ihr widersetze. Also beobachte ich sie. Ich achte darauf, dass sich kein Gedanke dazwischen drängt. Das achtsame Schauen ist viel wichtiger als Gedanken, die hineinkommen. Und da meine gesamte Energie mit der Beobachtung dieser Einsamkeit beschäftigt ist, taucht gar kein Gedanke auf. Das Bewusstsein ist herausgefordert und muss reagieren. Da es herausgefordert wird, gerät es in eine Krise. In einer Krise verfügen Sie über enorm viel Energie, und all diese Energie bleibt Ihnen erhalten, weil kein Gedanke stört. Das ist eine Herausforderung, auf die man reagieren muss.

Ich habe mit einem Dialog mit mir selbst angefangen. Ich habe mich gefragt, was diese merkwürdige Sache ist, die Liebe heißt; alle sprechen davon, viele schreiben darüber – all die romantischen Gedichte, die Bilder, der Sex und alles, was zur Liebe gehört. Ich frage: „Gibt es so etwas wie Liebe?“ Ich stelle fest, dass sie nicht existiert, wenn es Eifersucht, Hass, Angst gibt. Also kümmere ich mich nicht mehr um Liebe; ich kümmere mich um das, *was ist*: meine Angst, meine Bindung. Warum halte ich fest? Ich erkenne, dass einer der Gründe – ich sage nicht, dass dies der einzige oder ganze Grund ist – darin besteht, dass ich verzweifelt einsam bin, isoliert. Je älter ich werde, desto isolierter werde ich. Das beobachte ich also. Es bedeutet eine Herausforderung, das herauszufinden, und weil es eine Herausforderung darstellt, steht alle Energie zur Verfügung, um darauf zu reagieren. Das ist einfach. Wenn sich irgendwo eine Katastrophe ereignet, ein Unglück oder sonst etwas und ich die Energie habe, darauf zu reagieren, muss ich nicht fragen: „Wie bekomme ich die nötige Energie?“ Wenn das Haus brennt, habe ich die Energie, etwas zu unternehmen, ich habe ungewöhnlich viel Energie, etwas zu unternehmen. Ich lehne mich nicht zurück und sage: „So, jetzt muss ich erst einmal die Energie bekommen.“ Und ich warte nicht einfach ab, weil sonst das gesamte Haus niedergebrannt sein wird.

Die große Energie steht also zur Verfügung, um die Frage zu beantworten: Warum gibt es diese Einsamkeit? Ich habe Ideen, Unterstellungen und Theorien zurückgewiesen, dass sie geerbt sei oder durch Instinkt entstehe. All das bedeutet mir nichts. Die Einsamkeit ist das, *was ist*. Warum gibt es diese Einsamkeit, das jedes menschliche Wesen, wenn es überhaupt bewusst ist, an der Oberfläche oder ganz tiefgreifend erlebt? Warum entsteht sie? Macht der Geist etwas, wodurch sie entsteht? Ich habe Theorien über Instinkt oder Erbe als Ursache abgelehnt und ich frage: Erzeugt der Geist, der Verstand, das Gehirn diese Einsamkeit, diese totale Isoliertheit? Wird sie durch die Bewegung des Denkens geschaffen? Erzeugt mein alltägliches Denken dieses Gefühl der Isoliertheit? Im Büro kapsele ich mich ab, weil ich Chef werden will, deshalb wirkt das Denken die ganze Zeit auf Absonderung hin. Ich sehe, dass das Denken die ganze Zeit darauf hinarbeitet, sich selbst als überlegen hinzustellen, und so wirkt der Verstand auf seine eigene Isoliertheit hin.

Das Problem ist also: Warum macht das Denken das? Liegt es im Wesen von Denken, dass es nur für sich arbeitet? Die Ausbildung bringt diese Isoliertheit mit sich; sie verschafft mir eine bestimmte Karriere, eine gewisse Spezialisierung und damit Isoliertheit. Das Denken erzeugt die Isoliertheit, weil es fragmentarisch ist, begrenzt und zeitlich gebunden. In dieser Begrenzung habe ich Sicherheit gefunden und sage: „Ich habe eine besondere Karriere in meinem Leben; ich bin Professor, ich bin ganz geschützt und sicher." Meine Überlegung lautet dann also: Warum macht das Denken dies? Liegt es in seinem Wesen? Was das Denken auch tut, es muss begrenzt sein.

Das Problem ist dann: Kann das Denken erkennen, dass alles, was es tut, begrenzt ist, bruchstückhaft und deshalb trennend und isolierend wirkt, und dass alles, was es tut, so wirken wird? Das ist ein sehr wichtiger Punkt. Kann das Denken selbst seine Begrenzung *erkennen*? Oder sage ich ihm, dass es begrenzt ist? Das zu verstehen ist ganz wesentlich, das ist der innerste Kern der Sache. Wenn das Denken selbst realisiert, dass es begrenzt ist, dann gibt es keine Abwehr, keinen Verteidigungsmechanismus, keinen Konflikt. Es sagt dann einfach: „So bin ich." Wenn ich ihm aber sage, es sei begrenzt, dann spalte ich mich selbst auch noch von der Begrenzung ab, dann versuche ich, die Begrenzung zu überwinden. Dann kommt es zu Konflikt und Gewalt, nicht zu Liebe.

Erkennt das Denken also selbst, dass es begrenzt ist? Das muss ich herausfinden. Ich bin herausgefordert. Da ich herausgefordert bin, habe ich große Energie. Um es anders zu sagen: Erkennt das Bewusstsein, dass es selbst sein eigener Inhalt ist? Oder ist es so, dass ich gehört habe, wie jemand anderes sagt: „Bewusstsein ist sein eigener Inhalt; sein Inhalt bildet das Bewusstsein“, und deshalb sage ich: „Ja, so ist es“? Sehen Sie den Unterschied zwischen diesen beiden Betrachtungsweisen? Die letztere wird vom Denken geschaffen und vom Ich aufgezwungen. Wenn ich dem Denken etwas aufzwinge, dann gibt es Konflikte. Es ist wie bei einer tyrannischen Regierung, die sich jemandem aufzwingt, aber hier habe ich diese Regierung selbst geschaffen.

Ich frage mich also: Hat das Denken seine eigene Begrenzung realisiert? Oder tut es so, als ob es etwas Außergewöhnliches, Edles und Göttliches wäre? Das wäre Unfug, weil das Denken auf Erinnerung beruht. Ich erkenne, dass es in Bezug auf diesen Punkt Klarheit geben muss, dass es keinen äußeren Einfluss geben darf, der sich dem Denken aufdrängt und ihm sagt, es sei begrenzt. Dann gibt es keinen Konflikt, weil jeder Zwang entfällt; das Denken erkennt einfach, dass es begrenzt ist. Es realisiert, dass was immer es auch tut, ob es Gott anbetet und so weiter, begrenzt ist, unecht, kleinlich – obwohl es wundervolle Kathedralen überall in Europa erschaffen hat, in denen Gott verehrt wird.

In meinem Selbstgespräch habe ich also entdeckt, dass Einsamkeit durch das Denken erzeugt wird. Das Denken hat jetzt erkannt, dass es begrenzt ist und das Problem der Einsamkeit nicht lösen kann. Da es das Problem der Einsamkeit nicht lösen kann – existiert Einsamkeit dann überhaupt? Das Denken hat dieses Gefühl von Einsamkeit hervorgebracht, diese Leere, weil es begrenzt ist, bruchstückhaft, gespalten. Und wenn es das realisiert, besteht Einsamkeit nicht. Das ist dann Freiheit von Bindung. Ich habe nichts getan, ich habe die Bindung betrachtet und was damit zusammenhängt – Habgier, Angst, Einsamkeit, all das –, und indem ich es beobachtet habe, indem ich ihm auf der Spur geblieben bin, nicht durch Analyse, sondern nur durch Sehen, Sehen und Sehen, kommt es zur Entdeckung, dass das Denken all das erzeugt hat. Denken hat diese festhaltende Bindung geschaffen, weil es fragmentarisch ist. Wenn es das erkennt, hört die Bindung auf. Das ist nicht das Ergebnis einer Bemühung, denn in dem Augenblick, in dem man sich bemüht, taucht wieder Konflikt auf.

In der Liebe gibt es keine Bindung; wenn Bindung existiert, gibt es keine Liebe. Der Hauptfaktor ist beseitigt worden, durch Negation, durch das Betrachten dessen, was nicht ist, durch den Ausschluss von Bindung. Ich weiß, was es in meinem täglichen Leben bedeutet: keine Erinnerung an irgendetwas, was meine Frau, meine Freundin oder mein Nachbar mir angetan hat – wie sie mich bedrängt hat, wie sie mich umsorgt hat, wie ich ihr sexuelle Freuden bereitet habe: all die verschiedenen Dinge, aufgrund derer die Bewegung des Denkens Bilder erzeugt, all das Anhaften, die Bindung an diese Bilder ist verschwunden.

Und es gibt andere Faktoren – muss ich Schritt für Schritt einen nach dem anderen behandeln? Oder ist das alles vorbei? Muss ich das untersuchen, muss ich alles genau erkunden, so wie ich Bindung, Angst, Vergnügen und das Verlangen nach Geborgenheit und Bequemlichkeit behandelt habe? Ich sehe, dass ich diese verschiedenen Faktoren nicht Schritt für Schritt untersuchen muss. Ich erfasse sie mit einem Blick, ich habe sie eingefangen.

Durch den Ausschluss dessen, was Liebe nicht ist, ist Liebe also. Ich muss dann gar nicht fragen, was Liebe ist. Ich muss ihr nicht hinterherlaufen. Wenn ich ihr hinterherrenne, ist sie keine Liebe, sondern eine Belohnung. Ich habe also ausgeschlossen, ich habe abgeschlossen: in der langsamen, sorgfältigen und nicht verzerrten Untersuchung all dessen, was nicht ist, ohne jede Illusion, ist das andere.

Brockwood Park, England, 30. August 1977: *A Dialogue With Onself*, S. 3–9

8. Liebe in der Beziehung

Liebe in der Beziehung ist ein Reinigungsprozess, da sie die Wege und Weisen des Selbst offenbart – Sie können über den Menschen nachdenken, den Sie lieben, aber nicht über die Liebe an sich – Wenn Sie lieben, gibt es keine Dominanz, Eifersucht, Gebundenheit, keine Trennung zwischen Mann und Frau – Liebe entsteht, wenn wir den gesamten Prozess unserer selbst verstehen.

Liebe in Beziehung ist ein reinigender Prozess, er offenbart die Wege und Weisen des Selbst

Wie leicht es doch fällt, das zu zerstören, was wir lieben! Wie schnell entsteht eine Mauer zwischen uns – ein Wort, eine Geste, ein Lächeln. Gesundheitszustand, Laune und Verlangen werfen Schatten, und was strahlend hell war, wird matt und schwer. Wir nutzen uns ab, und was bewusst und klar war, wird müde und verwirrt. Aufgrund ständiger Reibung, Hoffnung und Frustration wird das, was schön und einfach war, zum Auslöser von Ängsten und Erwartungen. Beziehung ist komplex und schwierig, und nur wenige kommen ungeschoren davon. Wir hätten es gern, wenn Beziehung statisch wäre, von unveränderlicher Dauer, und doch ist sie eine Bewegung, ein Prozess, den man tief und ganz verstehen muss, und den man nicht an ein inneres oder äußeres Muster anzupassen versuchen darf. Konformität, die ein gesellschaftliches Muster ist, verliert ihr Gewicht und ihre Autorität nur dann, wenn Liebe besteht. Liebe in Beziehung ist ein reinigender Prozess, er offenbart die Wege und Weisen des Selbst. Ohne diese Offenbarung hat Beziehung nur geringe Bedeutung.

Wie wir jedoch gegen diese Offenbarung ankämpfen! Der Kampf nimmt vielerlei Formen an: Dominanz oder Unterwürfigkeit, Furcht oder Hoffnung, Eifersucht oder Akzeptanz und so fort. Die Schwierigkeit ist, dass wir nicht lieben; und wenn wir doch lieben, dann möchten wir, dass alles auf eine bestimmte Weise abläuft – wir räumen keine Freiheit ein. Wir lieben mit unserem Verstand und nicht mit unserem Herzen. Der Verstand kann sich selbst verändern, die Liebe aber nicht; der Verstand kann sich unverletzlich machen, die Liebe aber nicht. Der Verstand kann sich immer zurückziehen, sich isolieren und entweder persönlich oder unpersönlich werden. Liebe kann nicht mit etwas anderem verglichen werden, Liebe kann auch nicht zurückgehalten werden. Unsere Schwierigkeit liegt darin, dass das, was wir Liebe nennen, in Wahrheit Teil des Verstandes ist. Wir füllen unsere Herzen mit Dingen des Verstandes – und so bleiben unsere Herzen leer und voller Erwartung. Der Verstand klammert sich an etwas, er ist neidisch, hält fest und zerstört. Unser Leben wird von den physischen Zentren und vom Verstand beherrscht. Wir lieben nicht einfach und belassen es dabei, sondern sind begierig danach, geliebt zu werden; wir geben, um etwas zu erhalten, und das ist die Großzügigkeit des Verstandes, nicht des Herzens. Der Verstand sucht immer nach Absicherung, nach Schutz. Kann Liebe durch den Verstand jemals abgesichert werden? Kann der Verstand – der naturgemäß zeitlich begrenzt ist – Liebe einfangen, die ihre eigene Ewigkeit ist?

Aber selbst die Liebe des Herzens kennt ihre eigenen Tricks, denn wir haben unser Herz so verdorben, dass es zögerlich und verwirrt ist. Das macht das Leben so leidvoll und anstrengend. Einen Augenblick lang denken wir, wir haben die Liebe, und im nächsten ist sie wieder verloren: es entsteht eine unglaubliche Stärke in uns, die nichts mit dem Verstand zu tun hat und deren Quelle nicht ausgelotet werden kann, und dann wird diese Stärke wieder vom Verstand zerstört, denn in diesem Kampf scheint der Verstand immer der Sieger zu bleiben. Dieser innere Konflikt wird nicht vom scharfsinnigen Verstand oder vom zögernden Herzen gelöst. Es gibt keine Mittel und Wege, um diesen Konflikt zu beenden. Die Suche nach einer Lösung ist selbst ein weiterer Versuch des Verstandes, Herr und Meister zu sein, weil der Konflikt mit dem Motiv beseitigt werden soll, Frieden zu erlangen, Liebe zu bekommen, etwas zu werden.

Unsere größte Schwierigkeit ist es, sich in aller Weite und Tiefe dessen bewusst zu sein, dass es keine Möglichkeit gibt zu lieben, wenn diese Liebe ein Motiv und Ziel des Verstandes darstellt. Wenn wir das wirklich und grundlegend verstehen, dann gibt es eine Möglichkeit, etwas zu empfangen, was nicht von dieser Welt ist. Ohne die Berührung durch dieses Etwas können wir tun, was wir wollen – und doch wird es kein bleibendes Glück in Beziehung geben. Wenn Sie diesen Segen empfangen haben und ich nicht, werden wir naturgemäß in Konflikt miteinander stehen. Sie sind vielleicht nicht im Konflikt, aber ich, und in meinem Leid und meinem Kummer isoliere ich mich selbst. Kummer ist genauso ausschließend wie Vergnügen, und bis es nicht eine Liebe gibt, die ich nicht selbst gemacht habe, ist Beziehung Leid. Wenn es den Segen dieser Liebe gibt, können Sie gar nicht anders, als mich zu lieben, wie ich auch sein mag, denn dann gestalten Sie Liebe nicht entsprechend meines Verhaltens.

Welche Tricks der Verstand auch anwenden mag, Sie und ich sind doch getrennt. Wir sind vielleicht an manchen Punkten miteinander in Berührung, aber die Integration findet nicht *mit Ihnen*, sondern *in mir* statt. Diese Integration wird nicht irgendwann vom Verstand hervorgebracht; sie entsteht nur, wenn der Verstand vollständig schweigt und am Ende seines Lateins ist. Nur dann gibt es kein Leid in Beziehung.

Commentaries on Living, Series I, S. 40–42

Sie können über Liebe nicht nachdenken

Wenn Sie betrachten, was uns in unserer Beziehung ermattet und schal macht, dann ist es Denken, Denken, Denken, Kalkulieren, Bewerten, Abwägen, Anpassung. Das Einzige, was uns davon befreit, ist Liebe, die kein Prozess des Denkens ist. Sie können nicht über Liebe nachdenken. Sie können über die Person nachdenken, die Sie lieben, aber Sie können nicht über Liebe nachdenken.

Collected Works, Vol. V, S. 197

Wir wissen nicht, was Liebe ist …

Wir wissen nicht, was Liebe ist. Wir kennen Genuss, wir kennen Lust und die Freuden, die daraus entstehen, und das flüchtige Glück, das von Denken und Kummer umschleiert wird. Wir wissen nicht, was es heißt „zu lieben“. Liebe ist keine Erinnerung; Liebe ist kein Wort; Liebe ist nicht die anhaltende Beständigkeit einer Sache, die Ihnen Freude bereitet hat. Sie haben vielleicht eine Beziehung, Sie mögen als Mann sagen: „Ich liebe meine Frau.“ Aber Sie lieben nicht. Wenn Sie Ihre Frau lieben, gibt es keine Eifersucht, keine Dominanz, kein Festhalten.

Wir wissen nicht, was Liebe ist, weil wir nicht wissen, was Schönheit ist – die Schönheit eines Sonnenuntergangs, der Ruf eines Kindes, der schnelle Flug eines Vogels am Himmel, die feinen Farben der untergehenden Sonne. Sie sind für all das völlig unbewusst, unempfänglich; deshalb sind Sie dem Leben gegenüber unempfänglich.

Collected Works, Vol. XIV, S. 134

Ist Liebe dauerhaft?

Eine Erfahrung von Genuss lässt uns nach mehr davon verlangen, und dieses *Mehr* ist der Drang, unsere Freuden zu erhalten und uns ihrer zu versichern. Wenn wir jemanden lieben, möchten wir ganz sicher sein, dass unsere Liebe erwidert wird, und wir versuchen, eine Beziehung zu gestalten, von der zumindest wir selbst hoffen, dass sie von Dauer sei. Unsere gesamte Gesellschaft beruht auf Beziehung. Aber gibt es irgendetwas, was von Dauer ist? Gibt es das? Ist Liebe dauerhaft? Unser ständiges Verlangen besteht darin, Empfindungen dauerhaft zu machen, oder nicht? Und dabei geht, was nicht dauerhaft gemacht werden kann, die Liebe, an uns vorbei.

Collected Works, Vol. XII, S. 153

Der Zustand der Liebe gehört weder der Vergangenheit noch der Zukunft an

Ich frage mich, ob Sie das Wesen von Liebe je betrachtet haben? Lieben ist das eine, und geliebt zu haben etwas anderes. Liebe hat keine Zeit. Sie können nicht sagen: „Ich habe geliebt“ – das hat keine Bedeutung. Dann ist die Liebe tot, Sie lieben nicht: Der Zustand der Liebe gehört weder der Vergangenheit noch der Zukunft an. Auf ähnliche Weise ist Wissen eines und die Bewegung des Erkennens etwas anderes. Wissen bindet, aber die Bewegung des Erkennens bindet nicht.

Spüren Sie da hinein, nehmen Sie es weder gleich an noch lehnen Sie es ab. Sehen Sie, Wissen besitzt die Eigenschaft von Zeit, sie ist zeitgebunden, während die Bewegung des Erkennens zeitlos ist. Wenn ich das Wesen von Liebe erkennen möchte, von Meditation, von Tod, kann ich nichts akzeptieren oder abweisen. Mein Bewusstsein muss in einem Zustand nicht des Zweifels, sondern der Erkundung sein – was bedeutet, dass es keine Bindung an die Vergangenheit hat. Der Geist, der sich in der Bewegung des Erkennens befindet, ist frei von Zeit, weil da nichts angesammelt wird.

Collected Works, Vol. XI, S. 269

Wenn Sie lieben, gibt es keine Trennung zwischen Mann und Frau

Liebe hat nichts mit dem Verstand zu tun, aber da wir nun einmal den Verstand kultiviert haben, benutzen wir das Wort *Liebe*, um damit auch Dinge auf dem Feld des Verstandes zu benennen. Liebe hat mit Sicherheit nichts mit dem Verstand zu tun, denn sie ist kein Produkt des Verstandes; Liebe ist gänzlich unabhängig von Berechnung, von Denken. Wenn es keine Liebe gibt, dann wird der Rahmen der Ehe als eine Institution eine Notwendigkeit. Wenn es Liebe gibt, dann ist Sex kein Problem – erst der Mangel der Liebe macht daraus ein Problem. Wissen Sie das nicht? Wenn Sie jemanden wirklich tief lieben – nicht mit der Liebe des Verstandes, sondern wirklich aus dem Herzen –, dann teilen Sie mit ihm oder ihr alles, was Sie haben, nicht nur Ihren Körper, sondern alles. Wenn Sie Schwierigkeiten haben, bitten Sie Ihre Partnerin, Ihren Partner um Hilfe und er bzw. sie hilft Ihnen. Es gibt keine Spaltung, keine Trennung zwischen Mann und Frau, wenn Sie jemanden lieben, aber es gibt ein sexuelles Problem, wenn Sie nicht wissen, was Liebe ist. Wir kennen nur die Liebe des Gehirns; das Denken hat sie erzeugt, und ein Produkt des Denkens ist immer noch ein Gedanke, es ist keine Liebe.

Collected Works, Vol. V, S. 99

Liebe entsteht, wenn wir den Prozess unserer selbst umfassend verstehen

Frage: Sie haben über Beziehung gesprochen, die darauf beruht, dass man einen anderen zur eigenen Befriedigung benutzt, und Sie haben oft einen Zustand anklingen lassen, der Liebe genannt wird. Was meinen Sie mit Liebe?

Antwort: Wir kennen unsere Beziehung: eine gegenseitige Befriedigung und ein Gebrauch des anderen, obwohl wir das mit dem Begriff Liebe verhüllen. Dabei gibt es Zärtlichkeit für und Schutz dessen, was gebraucht wird. Wir schützen unsere Grenzen, achten auf unsere Bücher, kümmern uns um unseren Besitz. In gleicher Weise schützen wir als Männer unsere Frauen, unsere Familien und unsere Gesellschaft, weil wir ohne sie einsam wären, verloren. Ohne das Kind fühlen sich die Eltern allein gelassen; was Sie nicht sind, wird Ihr Kind sein, und so wird das Kind zum Instrument Ihrer Eitelkeit. Wir kennen die Beziehung von Bedürfnis und Gebrauch. Wir brauchen den Postboten und er braucht uns, und doch sagen wir nicht, dass wir den Postboten lieben. Wir sagen jedoch, dass wir unsere Frau und unsere Kinder lieben, obwohl wir sie für unsere persönliche Befriedigung gebrauchen und bereit sind, sie im Namen dessen zu opfern, was selbstgefällig und leer Patriotismus genannt wird. Wir kennen diesen Prozess sehr gut – und es kann sich dabei ja offensichtlich nicht um Liebe handeln. Liebe, die gebraucht, ausnutzt und der es dann Leid tut, kann keine Liebe sein, weil Liebe keine Sache des Verstandes ist.

Lassen Sie uns nun experimentieren und entdecken, was Liebe ist – dies nicht nur mental oder verbal entdecken, sondern diesen Zustand wirklich selbst erfahren. Wenn Sie mich als einen Guru gebrauchen und ich Sie als Anhänger gebrauche, dann liegt gegenseitige Ausnutzung vor. Ähnlich ist es, wenn Sie Ihre Frau und Ihre Kinder dazu benutzen, um selbst gefördert zu werden – das ist dann eine Form von Ausbeutung. Das ist mit Sicherheit keine Liebe. Wenn da Gebrauch ist, dann muss es Besitz geben; Besitz bringt unweigerlich Angst hervor, und mit Angst tauchen Eifersucht, Neid, Verdächtigungen auf. An jemanden zu denken heißt nicht, diese Person zu lieben. Sie denken an eine Person nur dann, wenn die Person nicht anwesend ist, wenn sie tot ist, wenn sie weggelaufen ist oder wenn Sie Ihnen nicht das gibt, was Sie erwarten. Dann setzt Ihre innerliche Unzufriedenheit den Prozess des Verstandes in Gang. Wenn die Person ganz nahe bei Ihnen ist, dann denken Sie nicht an sie. An die Person zu denken, wenn Sie nahe bei Ihnen ist, heißt gestört zu sein; Sie nehmen deren Gegenwart als selbstverständlich an, die Person ist einfach da. Gewohnheiten sind eine Methode, um vergessen zu können und sich in Frieden zu fühlen, damit Sie nicht gestört werden. Eine Person zu benutzen muss immer zu Unempfindlichkeit führen, man legt sich ein dickes Fell zu, und das ist nicht Liebe.

Wie aber ist der Zustand, wenn es keinen Gebrauch gibt – der einen Denkprozess darstellt als Mittel, die innere Unzufriedenheit zu verdecken? Was ist das für ein Zustand, wenn es kein Gefühl von Befriedigung gibt? Befriedigung zu suchen entspricht genau der Natur des Verstandes. Sex ist eine Sinneserfahrung, die vom Verstand und vom Gemüt erzeugt und als Bild vorgestellt wird, und dann handelt das Ich oder es handelt nicht. Sinneserfahrung ist ein Gedankenprozess, der keine Liebe ist. Wenn der Verstand vorherrscht und der Denkprozess wichtig ist, gibt es keine Liebe. Dieser Vorgang des Gebrauchs, des Denkens, der Vorstellung, des Festhaltens, des Einschließens, der Zurückweisung – all das ist wie Rauch, und wenn es keinen Rauch gibt, dann ist die Flamme der Liebe da. Manchmal haben wir diese Flamme – reich, erfüllt, umfassend. Aber der Rauch kehrt zurück, weil wir nicht lange mit der Flamme leben können, die keine Nähe spürt, weder zu einem noch zu vielen Menschen, die weder persönlich noch unpersönlich ist. Die meisten unter uns haben den Duft von Liebe und ihre Verletzlichkeit gelegentlich kennen gelernt. Aber der Rauch von Gebrauch, Gewohnheit, Eifersucht, Besitz, Vereinbarungen und der Bruch von Vereinbarungen – all dies ist uns wichtig geworden, und deshalb ist die Flamme der Liebe nicht da. Wenn es Rauch gibt, gibt es keine Flamme, aber wenn wir die Wahrheit hinter dem Gebrauch erkennen, ist die Flamme da. Wir benutzen uns gegenseitig, weil wir innerlich arm sind, ungenügend, kleinlich, einsam, und wir hoffen, dass wir dem entkommen können, wenn wir eine andere Person benutzen. Auf gleiche Weise benutzen wir Gott als ein Mittel der Ausflucht. Die Liebe Gottes ist nicht die Liebe der

Wahrheit. Sie können Wahrheit nicht lieben; Wahrheit zu lieben ist nur ein Mittel, um etwas anderes zu erlangen, das Sie kennen. Und deshalb gibt es immer die persönliche Angst, dass Sie etwas verlieren werden, das Sie kennen.

Sie werden Liebe erkennen, wenn der Verstand, das Bewusstsein sehr still und frei von seinem Streben nach Belohnung und Ausflüchten ist. Zuerst muss der Verstand völlig an sein Ende kommen. Der Verstand ist das Ergebnis von Denken, und Denken ist nur ein Durchgang, ein Mittel zum Zweck. Wenn das Leben nur ein Durchgang zu etwas anderem ist, wie kann es dann Liebe geben? Liebe entsteht, wenn der Verstand, der Geist, auf natürliche Weise still ist, wenn er schweigt – nicht, wenn er zum Schweigen gebracht worden ist; wenn er unecht als unecht erkennt und wahr als wahr. Wenn der Verstand still ist, dann ist alles, was geschieht, eine Handlung von Liebe, keine Handlung aufgrund von Wissen. Wissen ist nur Erfahrung, und Erfahrung ist nicht Liebe. Erfahrung kann Liebe nicht erkennen. Liebe entsteht, wenn wir den Prozess unserer selbst umfassend verstehen, und das Verstehen unserer selbst ist der Anfang von Weisheit.

Collected Works, Vol. VI, S. 42–43

Der Mensch blüht nur in Beziehung auf

Der Mensch blüht also erst in Beziehung auf, erst in der Liebe, nicht in Selbstbehauptung und Streit. Unsere Herzen sind allerdings welk geworden; wir haben unsere Herzen mit den Dingen des Verstands gefüllt, und deshalb halten wir nach anderen Ausschau, die unseren Verstand mit ihren Schöpfungen füllen. Da wir keine Liebe haben, versuchen wir, sie bei einem Lehrer zu finden, bei jemand anderem. Liebe ist etwas, was man nicht finden kann. Sie können es nicht kaufen, Sie können sich ihr nicht opfern. Liebe taucht erst auf, wenn das Ich abwesend ist, und so lange Sie nach Befriedigung streben, nach Ausflüchten, und sich weigern, Ihre Verwirrung im Hinblick auf Beziehung zu verstehen, so lange betonen Sie nur das Ich und leugnen damit Liebe.

Collected Works, Vol. V, S. 194

In dem Moment, in dem mir bewusst wird, dass ich liebe, ist die Beschäftigung mit mir selbst aktiv und deshalb hört Liebe auf

Jetzt ist unsere Frage sicherlich: Ist es dem Bewusstsein möglich, diesen Zustand zu erfahren, diesen Zustand zu haben, nicht nur vorübergehend, nicht nur in seltenen Augenblicken – ich möchte nicht das Wort *immerdar* oder *für immer* verwenden, weil das auf Zeit verweisen würde –, einen Zustand, in dem die Beachtung der Zeit keine Rolle spielt? Das ist sicher eine wichtige Entdeckung, die jeder von uns machen sollte, weil das die Tür zu Liebe ist; alle anderen Türen sind Aktivitäten des Ichs. Wo es Aktivität des Ichs gibt, ist keine Liebe – Liebe hat nichts mit Zeit zu tun. Sie können Liebe nicht trainieren. Wenn Sie das tun, ist das eine bewusste Tätigkeit des Ichs, das sich so erhofft, ein bestimmtes Ergebnis zu erlangen.

Liebe hat also nichts mit Zeit zu tun. Sie können sie nicht durch bewusste Anstrengung erlangen, nicht aufgrund irgendeiner Disziplin oder durch Identifikation, das alles sind Prozesse innerhalb von Zeit. Der Verstand, der nur den Prozess von Zeit kennt, kann Liebe nicht erkennen. Liebe ist die einzige Sache, die neu ist, ewig neu. Da die meisten von uns den Geist kultiviert haben, was seinerseits ein zeitlich bedingter Prozess ist, ein Ergebnis von Zeit, wissen wir nicht, was Liebe ist. Wir sprechen über Liebe, wir sagen, dass wir Menschen lieben, unsere Kinder lieben, unseren Mann, unsere Frau, unseren Nachbarn; wir sagen, dass wir die Natur lieben. In dem Augenblick jedoch, in dem ich gewahr werde, dass ich liebe, kommt das Ich ins Spiel und deshalb hört Liebe auf zu sein.

Diesen ganzen Prozess des Bewusstseins kann man nur über Beziehung verstehen – Beziehung mit der Natur, mit Menschen, mit den eigenen Projektionen, mit allem. Tatsächlich ist das Leben nichts als Beziehung. Vielleicht versuchen wir, uns von Beziehung abzukapseln, aber wir können ohne Beziehung gar nicht existieren. Obwohl Beziehung leidvoll ist, obwohl wir versuchen, vor ihr davonzulaufen, indem wir zum Einsiedler werden und so weiter, gelingt uns das nicht. All diese Methoden sind Anzeichen für die Tätigkeit des Ichs. Wenn Sie das ganze Bild sehen, wenn Sie diesen gesamten Prozess von Zeit als Bewusstsein wahrnehmen, wenn Sie das ohne Entscheidung oder Bewertung, ohne entschlossene und zweckgerichtete Absicht wahrnehmen, ohne das Verlangen, irgendein Resultat zu erzielen, dann werden Sie feststellen, dass dieser Prozess der Zeit von sich aus zu einem Ende kommt, nicht erzwungen, nicht als Ergebnis eines Verlangens. Nur wenn dieser Prozess zu Ende geht, besteht Liebe, die ewig neu ist.

Collected Works, Vol. VI, S. 322–323

Wenn Sie lieben, gibt es weder „Du" noch „Ich"

Nur wenn der Geist still ist, werden wir Liebe erkennen; und der Zustand der Stille ist nichts, was kultiviert werden kann. Kultivierung ist eine Aktion des Verstandes, Disziplinierung ist auch noch ein Produkt des Verstandes, und ein Bewusstsein, das diszipliniert ist, kontrolliert, unterjocht, ein Geist, der Widerstand leistet, Erklärungen sucht, kann keine Liebe kennen. Sie mögen lesen und Sie mögen dem zuhören, was über Liebe gesagt wird, aber das ist keine Liebe. Nur wenn Sie die Dinge des Verstandes beiseite tun, nur wenn Ihr Herz leer ist von den Dingen des Verstandes, gibt es Liebe. Dann werden Sie erkennen, was es heißt, ohne jede Getrenntheit zu lieben, ohne Distanz, ohne Zeit, ohne Angst – und das ist nicht wenigen Auserwählten vorbehalten!

Liebe kennt keine Hierarchie, es gibt nur Liebe. Die Vielen und den Einen, diese Ausschließlichkeit gibt es nur, wenn Sie nicht lieben. Wenn Sie lieben, dann gibt es weder „Du" noch „Ich", es gibt nur eine Flamme ohne Rauch.

Collected Works, Vol. VI, S. 133

Kann sich der Geist der Liebe widmen ohne Disziplinierung, Denken, Zwang, ohne irgendein Buch oder Lehrer?

In dieser zerrissenen, wüsten Welt gibt es keine Liebe, weil Genuss und Verlangen die größte Rolle spielen. Ohne Liebe hat jedoch unser Alltagsleben keinen Sinn. Und Sie können keine Liebe haben, wenn es keine Schönheit gibt. Schönheit ist nichts, was Sie sehen – es ist kein schöner Baum, kein schönes Bild, kein schönes Gebäude und keine schöne Frau. Schönheit besteht nur, wenn Ihr Herz und Ihr Bewusstsein erkennen, was Liebe ist. Ohne Liebe und dieses Gefühl von Schönheit gibt es keine Tugend, und Sie wissen dann genau, dass Sie, egal was Sie unternehmen – die Gesellschaft reformieren, die Armen ernähren –, doch nur mehr Unheil erzeugen, denn ohne Liebe ist nur Hässlichkeit und Armut in Ihrem Herzen und in Ihrem Geist. Wenn jedoch Liebe und Schönheit bestehen, dann wird alles, was Sie tun, richtig sein; was Sie auch unternehmen, ist dann in Ordnung. Wenn Sie zu lieben wissen, dann können Sie tun, was Sie möchten, weil es alle anderen Probleme auch lösen wird.

Wir kommen also auf den Punkt: Kann sich der Geist der Liebe widmen ohne Disziplinierung, ohne Denken, ohne Zwang, ohne irgendein Buch, ohne irgendeinen Lehrer? Kann der Geist zur Liebe gelangen, wie man zu einem wunderbaren Sonnenuntergang kommt? Mir scheint eine Sache unbedingt notwendig zu sein, und das ist Leidenschaft, das ist Passion, die ohne ein Motiv existiert – Leidenschaft, die nicht die Folge irgendeiner

Verpflichtung oder eines Verlangens ist, Leidenschaft, die keine Lust ist. Ein Mensch, der Leidenschaft nicht kennt, wird nie erkennen, was Liebe ist, weil Liebe nur entstehen kann, wenn das Ich vollständig losgelassen wird.

Ein Verstand, der etwas anstrebt, ist kein passionierter Verstand; und der einzige Weg zur Liebe ist, sie nicht anzustreben – vielmehr unwissentlich darauf zu stoßen und nicht als Konsequenz irgendeiner Bemühung oder Anstrengung. Eine solche Liebe hat, wie Sie feststellen werden, nichts mit Zeit zu tun. Eine solche Liebe ist persönlich und unpersönlich zugleich, sie ist das Eine und die Vielen. Wie eine Blume trägt sie einen Duft an sich, den Sie wahrnehmen oder links liegen lassen können. Diese Blume ist für jeden Menschen da und für denjenigen, der sich die Mühe macht, ihren Duft tief einzuatmen und sie voller Entzücken anzusehen. Ob man sehr nah beim Garten oder weit von ihm entfernt ist, ist der Blume egal, weil sie von Duft erfüllt ist und ihn deshalb ausströmt und mit jedem teilt.

Liebe ist etwas Neues, Frisches, Lebendiges. Sie kennt weder Gestern noch Morgen. Sie ist jenseits der Unruhe des Denkens. Nur das unschuldige Bewusstsein erkennt, was Liebe ist, und der unschuldige Geist kann in einer Welt leben, die nicht unschuldig ist. Diese außerordentliche Sache zu finden, nach welcher der Mensch endlos lange vermittels Aufopferung, Anbetung, Beziehung, Sexualität und jeder nur denkbaren Form von Freuden und Leiden gesucht hat, ist nur möglich, wenn das Denken sich selbst versteht und auf natürliche Weise aufhört. Dann gibt es kein Gegenüber mehr für Liebe, dann steht Liebe nicht im Konflikt.

Sie mögen fragen: „Wenn ich eine solche Liebe finde, was passiert dann mit meiner Frau, meinen Kindern, meiner Familie? Sie brauchen Sicherheit.“ Falls Sie eine solche Frage stellen, dann haben Sie sich bislang noch nie außerhalb des Bereichs des Denkens, des Bewusstseins aufgehalten. Wenn Sie einmal außerhalb dieses Feldes gewesen sind, werden Sie eine solche Frage nie stellen, weil Sie dann erkennen, was Liebe ist, in der es kein Denken gibt und deshalb keine Zeit. Sie lesen das vielleicht ganz bezaubert und inspiriert, aber sich tatsächlich jenseits von Denken und Zeit zu begeben – Kummer und Sorgen hinter sich zu lassen – heißt, gewahr zu werden, dass es eine andere Dimension gibt, die *Liebe* genannt wird.

Doch Sie wissen nicht, wie Sie zu dieser ungewöhnlichen Quelle gelangen. Was ist also zu tun? Wenn Sie nicht wissen, was zu tun ist, dann tun Sie einfach nichts, nicht wahr? Absolut nichts. Dann sind Sie innen vollständig still. Verstehen Sie, was das bedeutet? Es bedeutet, dass Sie nichts anstreben, nichts suchen, nichts wünschen, nicht verfolgen; es gibt kein Zentrum mehr, von dem aus dies alles geschieht. Dann gibt es Liebe.

Freedom from the Known, S. 86–87

Gibt es einen Zugang zu einer Tatsache ohne ein einziges Motiv?

Lassen Sie uns in die Frage einsteigen, was intelligente Beziehung ist – nicht die Beziehung des Denkens mit seinem Bild. Unsere Gehirne arbeiten mechanisch, mechanisch in dem Sinne, dass sie auf Wiederholung ausgelegt sind, dass sie nie frei sind, sich immer innerhalb desselben Feldes anstrengen und denken, dass sie schon deshalb frei seien, weil sie in demselben Feld von einer Ecke in die andere wechseln. Das ist aber nichts anderes, als eine bestimmte Wahl zu treffen und zu glauben, dass Wahlfreiheit Freiheit an sich sei. Das Gehirn hat sich im Laufe der Zeitalter entwickelt, durch Tradition, durch Erziehung, durch Konformität, durch Anpassung – durch all das ist es mechanisch geworden. Es mag Bereiche des Gehirns geben, die frei sind, aber man kennt sie nicht und nutzt sie deshalb auch nicht. Sagen Sie bitte nicht: „Ja, dieser Teil von mir ist aber frei." Das ist sinnlos. Die Tatsache besteht, dass das Gehirn mechanisch geworden ist, traditionsgebunden, wiederholend, und dass es das Talent hat, berechnend zu sein, dass es sich anpassen und unterscheiden kann. Das passiert jedoch immer nur innerhalb eines begrenzten Feldes und ist bruchstückhaft. Das Denken hat seine Heimat in den physischen Zellen des Gehirns.

Das Gehirn ist mechanisch geworden, was man daran merkt, wenn ich sage „Ich bin ein Christ" oder „Ich bin kein Christ, ich bin ein Hindu; ich glaube. Ich habe einen Glauben ..." Das alles ist ein mechanischer, sich wiederholender Prozess, eine Reaktion auf eine andere Reaktion und so fort. Das menschliche Gehirn hat, da es konditioniert worden ist, seine eigene künstliche, mechanische Intelligenz, wie ein Computer. Diesen Ausdruck wollen wir beibehalten – *mechanische Intelligenz*. (Jedes Jahr werden Abermilliarden von Dollars ausgegeben, um einen Computer zu entwickeln, der genauso arbeitet wie das Gehirn.) Denken, das aus der Erinnerung geboren wird, aus Wissen, das im Gehirn gespeichert wird, ist mechanisch. Es mag die Fähigkeit besitzen zu erfinden, bleibt aber dennoch mechanisch – Erfindung ist etwas ganz anderes als schöpferische Kreation. Das Denken versucht, eine andere Lebensweise zu entdecken oder eine andere soziale Ordnung. Aber jede Entdeckung einer Gesellschaftsordnung befindet sich immer noch innerhalb des Feldes der Verwirrung. Wir fragen: Gibt es eine Intelligenz, die keine Ursache hat und die in unseren Beziehungen wirken kann? Nicht im mechanischen Zustand von Beziehung, wie er derzeit besteht.

Unsere Beziehungen sind mechanisch. Man hat bestimmte biologische Bedürfnisse und man erfüllt sie. Man verlangt bestimmte Bequemlichkeiten, eine bestimmte Gefährtenschaft, weil man einsam oder niedergeschlagen ist, und vielleicht wird die Depression verschwinden, wenn man aneinander festhält. Aber in den Beziehungen zu einer anderen Person, sei es eine intime Beziehung oder eine andere, gibt es immer eine Ursache, ein Motiv, einen Grund, warum man die Beziehung aufnimmt – und der ist mechanisch. Das passiert so seit Jahrtausenden; es scheint immer einen Konflikt zwischen Mann und Frau zu geben, einen andauernden Kampf, jeder verfolgt dabei seine Ziele, nie begegnet man sich, das ist wie bei parallel verlaufenden Eisenbahnschienen. Diese Art von Beziehung ist immer begrenzt, weil sie aus der Tätigkeit des Denkens entspringt, das selbst begrenzt ist.

Überall dort, wo es Begrenzung gibt, muss Konflikt entstehen. In jeder Form von Gemeinschaft – der eine gehört dieser Gruppe an, der andere jener – gibt es Einsamkeit, Isolierung. Wo Isolierung besteht, ist Konflikt. Das ist ein Gesetz, das nicht etwa vom Sprecher erfunden wurde, sondern ganz offensichtlich besteht. Denken befindet sich immer innerhalb von Begrenzungen und isoliert sich so selbst. Deshalb muss es zwangsläufig in Beziehung, in der es eine Tätigkeit des Denkens gibt, zu Konflikten kommen. Sehen Sie sich die Realität selbst an. Sehen Sie die Aktualität und Wirklichkeit dieser Tatsache, nicht als eine Idee, sondern als etwas, was in unserem Alltag passiert: Scheidungen, Streitereien, gegenseitiger Hass, Eifersucht. Sie kennen die ganze Misere ja selbst. Ihre Frau will Sie verletzen, sie ist eifersüchtig auf Sie, und Sie sind eifersüchtig, und all das sind mechanische Reaktionen, die wiederholt abgespulte Tätigkeit des Denkens in Beziehungen, die Konflikt mit sich bringt. Das ist eine Tatsache.

Wie gehen Sie nun mit dieser Tatsache um? Hier ein Beispiel: Ihre Frau und Sie streiten. Sie hasst Sie, und Ihre mechanische Reaktion besteht darin, dass Sie sie auch hassen. Sie entdecken, dass das die Erinnerung an Dinge ist, die Sie in Ihrem Gehirn gespeichert haben, Tag für Tag. Ihr ganzes Denken ist ein Prozess der Isolierung – und sie befindet sich auch in einer Isolierung. Keiner von Ihnen beiden entdeckt je die Wahrheit dieser Isolierung. Wie gehen Sie nun mit dieser Tatsache um? Was sollen Sie damit anfangen? Wie reagieren Sie darauf? Begegnen Sie all dem mit einem Motiv, mit einer Ursache? Achten Sie darauf, dass Sie nicht sagen „Meine Frau hasst mich“ und das dann überdecken, zuschütten, obwohl Sie sie auch hassen, sie auch nicht mögen, nicht mehr mit ihr zusammen sein wollen, weil Sie beide isoliert sind. Sie streben voller Ehrgeiz nach der einen Sache, sie nach einer anderen. Also läuft Ihre Beziehung in gegenseitiger Isolierung ab. Begegnen Sie dieser Tatsache mit Vernunft, mit einem Beweggrund, der alle Motive enthält? Oder gehen Sie darauf ohne ein Motiv zu, ohne einen Beweggrund? Wenn Sie sich dieser Tatsache ohne einen Beweggrund zuwenden, was geschieht dann? Beobachten Sie das. Ziehen Sie nicht sofort irgendeine Schlussfolgerung, betrachten Sie das in sich selbst. Zuvor sind Sie diesem Problem mechanisch und mit einem Motiv begegnet, mit irgendeinem Beweggrund, aus dem heraus Sie handeln. Nun erkennen Sie, wie albern eine solche Handlungsweise ist, da sie das Resultat des Denkens darstellt.

Gibt es also einen Zugang zu einer Tatsache ohne irgendein einziges Motiv? Sie haben vielleicht kein Motiv, aber sie hat unter Umständen eines. Falls Sie dann kein Motiv haben, wie betrachten Sie die Tatsache? Die Tatsache ist nichts von Ihnen getrenntes: Sie *sind* die Tatsache. Sie sind Ehrgeiz, Sie sind Hass, Sie hängen von jemandem ab – das sind Sie. Es gibt eine Betrachtungsweise der Tatsache, die Sie selbst sind, die ohne irgendeinen Beweggrund oder irgendein Motiv ist. Ist das möglich? Wenn Sie das nicht so betrachten, dann werden Sie ständig in Konflikt leben. Und vielleicht sagen Sie dann, dass das Leben halt so ist. Wenn Sie das als das Leben, wie es eben einfach ist, akzeptieren, dann ist das Ihre Sache, dann gefällt Ihnen das. Ihr Gehirn, die Tradition und die Gewohnheit sagen Ihnen, dass es unausweichlich so ist. Wenn Sie jedoch sehen, wie absurd dieses Akzeptieren ist, dann werden Sie auch erkennen müssen, dass der Anlass für alle diese Mühen Sie selbst sind; *Sie* sind der „Feind“, nicht ihre Frau. Sie sind dem Feind begegnet und haben entdeckt, dass Sie selbst es sind.

Können Sie also diese ganze Bewegung von „Ich“ und „mein“ sehen und die traditionelle Ansicht, dass Sie abgespalten, getrennt sind? Es wird töricht, wenn man das gesamte Feld des

Bewusstseins der Menschheit untersucht. Sie sind an den Punkt gelangt, verstehen zu können, was Intelligenz ist. Wir haben gesagt, dass Intelligenz ohne Beweggrund ist, so wie Liebe auch kein Motiv besitzt. Wenn Liebe einen Grund hat, ist sie offensichtlich nicht Liebe. Wenn Sie intelligent sind und die Regierung Ihnen deshalb einen Job gibt, wenn Sie intelligent sind, weil Sie meinen Gedanken folgen, dann ist das keine Intelligenz, sondern eine Fähigkeit. Intelligenz hat keinen Grund. Überlegen Sie deshalb, ob Sie sich selbst mit einem Beweggrund betrachten. Sehen Sie sich diese Tatsache an: dass Sie denken, arbeiten, sich isoliert fühlen, und dass diese Isolierung unweigerlich immerwährenden Konflikt gebären muss? Die Isolierung sind Sie selbst; Sie sind der Feind. Wenn Sie sich selbst ohne Motiv ansehen, gibt es dann das Ich? Das Ich als Ursache und Wirkung, als die Folge von Zeit, die eine Bewegung von der Ursache zur Wirkung darstellt? Wenn Sie sich selbst betrachten, sich diese Tatsache ansehen – ohne einen Beweggrund –, dann ist das das Ende des einen – und der Anfang von etwas völlig Neuem.

The Flame of Attention, S. 98–101

9. In Beziehung sein: das Ende des „Ich"

Welchen Platz hat das Denken in Beziehungen? – Aufsplitterung – Wie Bilder erzeugt werden – Isolation und Selbstschutz – Denken verlangt nach fortwährendem Genuss – Beziehung bedeutet, immer in der Gegenwart zu leben – Haben Sie das „Ich" je wirklich losgelassen?

Ich frage mich oft, warum wir zu Treffen fahren, um anderen Menschen zuzuhören, warum wir die Dinge zusammen besprechen wollen, und warum wir überhaupt Probleme haben. Menschen überall auf der Erde scheinen so viele, so vielfältige Probleme zu haben. Und wir nehmen an solchen Treffen teil, wie an diesem, und hoffen, irgendeine Idee, eine Formel, eine Lebensweise aufzuschnappen, die uns vielleicht auf eine bestimmte Weise helfen, unsere vielfältigen Schwierigkeiten zu überwinden, dieses komplexe Problem des Lebens. Obwohl der Mensch seit Millionen von Jahren gelebt hat, kämpft er immer noch, tappt er immer noch im Dunkeln herum, sucht er immer noch nach so etwas wie Glück oder Wirklichkeit oder einem friedlichen Gemütszustand, damit er in dieser Welt frei, glücklich und gesund leben kann. Seltsamerweise scheint es uns nicht zu gelingen, irgendeine dieser angestrebten Realitäten zu finden, die uns umfassend und dauerhaft zufrieden stellen. Und wir sitzen jetzt zum vierten Mal hier und ich frage mich, warum wir uns überhaupt treffen und miteinander sprechen? Es hat so viele Theorien gegeben, die propagiert worden sind – so viele Menschen haben mitgeteilt, wie wir leben sollten, was wir tun sollten, was wir denken müssten. Sie haben viele Theorien erfunden, auch darüber, was der Staat tun müsste, wie die Gesellschaft sein sollte. Die Theologen in der ganzen Welt vertreten Dogmen oder Glaubensmuster, um die herum sie phantastische Mythen und Theorien bauen. Und mit Hilfe von Propaganda, mit Hilfe endlos hervorquellender Worte werden wir geformt, wird unser Geist konditioniert, und allmählich verlieren wir jegliches Gefühl.

Für uns ist der Verstand enorm wichtig, das Denken ist wesentlich – das Denken, das logisch, vernünftig, intelligent funktionieren kann. Ich frage mich jedoch, ob Denken im Hinblick auf Beziehung irgendeinen Platz hat? Denn darüber werden wir jetzt sprechen. Wir haben gesagt, dass wir grundlegende Fragen stellen müssen, wesentliche Fragen. Bisher haben wir uns mit der fundamentalen Frage auseinander gesetzt, auf die der Mensch schon immer eine Antwort sucht: Was ist die Beziehung des Menschen, der sich in diesem Wirbel gefangen sieht, in dieser endlosen Misere, in der er gelegentlich den Flügelschlag des Glücks spürt, was ist seine Beziehung zu dieser immensen Realität – existiert überhaupt eine Beziehung dazu? Damit haben wir uns beschäftigt.

Heute Abend können wir vielleicht überlegen – nicht intellektuell, sondern tatsächlich, mit unserem Herzen, unserem Bewusstsein, unserem ganzen Sein, und vielleicht haben wir Erfolg damit –, wie wir unsere ganze Aufmerksamkeit dieser Frage der Beziehung des Menschen zu Menschen zuwenden. Und nicht nur seiner Beziehung zu anderen Menschen, sondern auch seiner Beziehung zur Natur, zum Universum, zu jedem Lebewesen. Wie wir jedoch gesehen haben, macht uns die Gesellschaft und machen wir uns selbst immer mechanischer, oberflächlicher, abgestumpfter, gleichgültiger – das Schlachten geht weiter im Nahen Osten, und wir sind vergleichsweise unberührt. Wir sind sehr wohlhabend geworden, aber gerade dieser Wohlstand zerstört uns, weil wir gleichgültig und faul werden, weil wir mechanisch werden, oberflächlich und wir dabei die nahe Beziehung zu allen Menschen verlieren, zu allen Lebewesen. Es scheint mir sehr wichtig, diese Frage zu stellen: Was ist Beziehung, gibt es überhaupt irgendeine Beziehung, und welchen Platz haben Liebe und Denken und Vergnügen in dieser Beziehung?

Wir werden diese Frage betrachten, aber nicht intellektuell, denn das würde bedeuten, sie nur fragmentarisch zu betrachten. Wir haben das Leben in Verstand und Gefühle aufgebrochen, die haben unsere gesamte Existenz in Abteilungen zerlegt, mit dem Spezialisten auf dem Gebiet der Naturwissenschaft, dem Künstler, dem Schriftsteller, dem Priester und den Nicht-Fachleuten wie Sie und mich. Wir sind in Nationalitäten unterteilt, in gesellschaftliche Milieus, und die Trennungen werden größer und größer. Wir wollen nun also diese Frage nach Beziehung betrachten, die wirklich außerordentlich wichtig ist, denn zu leben bedeutet, in Beziehung zu stehen. Wenn wir die Frage nach Beziehung betrachten, stellen wir damit auch die Frage, was es bedeutet, zu leben.

Was ist unser Leben, das tiefgehende Beziehung untereinander verlangt, ob als Frau, als Mann, Kinder, Familie, Gemeinschaft oder auf andere Weise? Wenn wir das überlegen, ist es ganz unmöglich, mit Bruchstücken dieser Frage zu arbeiten, denn wenn wir einen Teil herausgreifen, einen Teil der Gesamtheit des Seins, und versuchen, diesen einen Teil zu lösen, dann gibt es überhaupt keinen Ausweg mehr. Aber vielleicht werden wir in der Lage sein, besser zu verstehen und anders zu leben, wenn wir mit dieser Frage nach Beziehung nicht fragmentarisch umgehen, sondern in ihrer Ganzheit – nicht als Individuum und Gemeinschaft, nicht als einzelne, die sich gegen die Gesellschaft stellen, nicht als einzelne und Religion, und so fort – das alles sind ja Bruchstücke, alles ist aufgebrochen. Wir versuchen immer, unsere Probleme zu lösen, indem wir ein kleines Bruchstück dieses ganzen Geschäfts der Existenz verstehen wollen.

Können wir also, mindestens heute Abend und ich hoffe auch für den Rest des Lebens, das Leben nicht in Bruchstücken betrachten – als Katholik, Protestantin, Experte im Zen oder als Anhängerin eines bestimmten Gurus oder Meisters –, was auf so absurde Weise kindisch ist. Wir stehen vor einem immens großen Problem: die Existenz zu verstehen, zu verstehen, wie man lebt. Leben ist

Beziehung, wie wir gesagt haben; es gibt kein Leben, das ohne Beziehung ist. Und die meisten von uns versuchen, da wir nicht im tieferen Sinn dieses Wortes in Beziehung stehen, uns mit irgendetwas zu identifizieren – mit der Nation, mit einer Ideologie, einem bestimmten Dogma oder Glaubensmuster. Das ist, was in der Welt vor sich geht: die Identifikation jedes Individuums mit irgendetwas, mit der Familie oder mit sich selbst. Ich weiß gar nicht, was es bedeutet, „sich mit sich selbst zu identifizieren".

Diese bruchstückhafte, zerteilte Existenz führt unvermeidlich zu verschiedenen Formen von Gewalt. Wenn wir unsere Bewusstheit auf diese Frage nach Beziehung richten könnten, dann könnten wir vielleicht soziale Ungleichheiten lösen, Ungerechtigkeiten, Unmoral, und diese schreckliche *Ehrbarkeit*, die der Mensch kultiviert hat; ehrbar zu sein heißt, moralisch anständig zu sein – gemessen an dem, was im Grunde genommen unmoralisch ist.

Gibt es also überhaupt Beziehung? Beziehung bedeutet, in Kontakt miteinander zu sein, in Berührung, sehr tiefgehend, grundlegend, mit dem ganzen Wesen, mit einem anderen Menschen – wirklich verwandt zu sein, nicht blutsverwandt oder als Teil der Familie oder als Mann und Frau, das sind ja kaum echte „Verwandtschaften", kaum echte Beziehungen. Um zum Wesen dieser Frage zu gelangen, müssen wir uns mit einem weiteren Thema beschäftigen, nämlich der Fabrikation von Bildern, der Erzeugung von Images, dem Erschaffen von Ideen und Symbolen, in denen der Mensch lebt. Die meisten von uns haben sich ein Bild von sich selbst gemacht – davon, wer wir glauben, dass wir sind, wer wir sein sollten. Diese Bilder bestehen in unserer Beziehung, in unserer Bezogenheit. Sie haben ein Image vom Redner, der beim Vortrag vor Ihnen steht, und da der Redner Sie nicht kennt, hat er kein Bild von Ihnen. Wenn Sie jemanden jedoch sehr nahe kennen, dann haben Sie schon ein Image erschaffen; in dieser Nähe steckt bereits das Bild, das Sie von dieser Person haben – die Frau hat ein Bild von ihrem Mann und der Mann ein Bild von seiner Frau. Dann gibt es das Bild, das man sich von der Gesellschaft macht und die Bilder, die man von Gott hat, von Wahrheit und von *allem*.

Wie entstehen diese Bilder? Und wenn sie existieren, wie bei praktisch jedem, wie kann es dann irgendeine echte Beziehung geben? Beziehung bedeutet, mit einem anderen tief und grundlegend in Kontakt zu sein. Aus dieser tiefen Beziehung kann Kooperation, kann Zusammenarbeit entstehen, man tut Dinge gemeinsam. Wenn es aber dieses Bild gibt – ich habe ein Bild von Ihnen und Sie haben eins von mir –, welche Beziehung kann dann bestehen, außer der Beziehung einer Idee, eines Symbols, einer bestimmten Erinnerung, und ist das vielleicht, was Beziehung eigentlich ist? Kann es Liebe im wahren Sinn des Wortes geben – nicht so, wie es die Priester, die Theologen oder die Kommunisten verstehen oder dieser und jener andere Mensch, sondern tatsächlich die Qualität dieses Gefühls von Liebe –, wenn die Beziehung lediglich einem Konzept entspricht, wenn sie auf einer Vorstellung beruht und nicht wirklich besteht?

Beziehung kann zwischen Menschen nur dann bestehen, wenn wir akzeptieren, was *ist*, und nicht, was sein *sollte*. Wir leben immer in einer Welt von Formeln und Konzepten, die Bilder des Denkens sind. Kann das Denken also, kann der Intellekt echte Beziehung hervorbringen? Kann der Geist, das Gehirn, mit all seinen Schutzmechanismen, die in Jahrmillionen entwickelt wurden, kann dieses Gehirn, das eine Reaktion auf Erinnerung und Denken beinhaltet, echte Beziehung zwischen Menschen schaffen? Welchen Platz hat das Bild, das Denken, in Beziehung? Hat es überhaupt einen Platz?

Ich frage mich, ob Sie sich selbst diese Fragen stellen, wenn Sie die Kastanienbäume draußen ansehen, mit ihren Blüten, die sich wie weiße Kerzen in den blauen Himmel recken. Welche Beziehung existiert zwischen Ihnen und diesen Bäumen, welche Beziehung haben Sie eigentlich – nicht emotional, nicht auf sentimentale Weise? Was ist Ihre Beziehung zu solchen Erscheinungen? Und wenn

Sie die Beziehung mit diesen Dingen in der Natur verloren haben sollten, wie könnten Sie dann in Beziehung zu einem Menschen sein? Je mehr wir in Städten leben, desto weniger Beziehung haben wir zur Natur. Sonntags machen Sie einen Spaziergang und schauen sich diese Bäume an und sagen „Wie schön" und gehen dann wieder zurück in Ihr Alltagsleben, in Ihre Routine, und leben in einer Reihe von Schubfächern, die Häuser und Wohnungen genannt werden. Sie verlieren die Beziehung zur Natur.

Das können Sie auch daran ablesen, dass Sie in Museen gehen und einen ganzen Morgen damit verbringen, dass Sie sich Bilder anschauen, Abstraktionen dessen, was *ist*. Das zeigt Ihnen, dass Sie wirklich Ihren Kontakt zur Natur verloren haben, Ihre Beziehung zur Natur: Bilder, Konzerte, Denkmäler sind alle fürchterlich wichtig geworden, und Sie schauen sich nie einen Baum an, einen Vogel oder das herrliche Licht in einer Wolke.

Was ist nun Beziehung? Haben wir überhaupt irgendeine Beziehung zu anderen? Sind wir derart in uns selbst eingeschlossen, so vorsichtig beschützt, dass unsere Beziehung nur oberflächlich, sinnlich und auf Genuss ausgerichtet geworden ist? Wenn wir uns letztlich selbst sehr tiefschürfend und sehr still erforschen – nicht nach den Anweisungen von Freud oder Jung oder sonst einem Experten –, dann können wir vielleicht herausfinden, wie wir uns im Alltag isolieren, wie wir um uns herum Mauern des Widerstands, der Abwehr, der Angst bauen. Uns selbst *anzuschauen* ist wichtiger und viel wesentlicher, als uns gemäß der Ansichten von Experten zu analysieren. Wenn Sie sich entsprechend der Angaben von Jung oder Freud oder Buddha oder einem anderen betrachten, dann blicken Sie durch die Augen eines anderen. Und das tun Sie die ganze Zeit. Wir haben keine eigenen Augen, mit denen wir schauen, und deshalb verlieren wir die Schönheit, die in der Betrachtung liegt.

Wenn Sie sich also selbst direkt ansehen, stellen Sie dann nicht fest, dass Ihre Alltagsbeschäftigungen – Ihre Gedanken, Ihre Ziele, Ihre Bedürfnisse, Ihre Aggressionen, das ständige

Verlangen danach, geliebt zu werden und zu lieben, die ständige Qual durch Angst, die Agonie der Einsamkeit –, dass dies alles eine außerordentliche Spaltung und eine grundlegende Isoliertheit verursacht? Und wenn diese tiefgreifende Isoliertheit existiert, wie können Sie dann mit irgend jemandem in Beziehung stehen, zu einem anderen Menschen, der sich selbst auch abkapselt aufgrund von Ambitionen, Habgier, Geiz, Herrschsucht, Besitzdenken, Machtstreben und all dem anderen?

Wir haben hier also zwei Wesen, die man Menschen nennt, die in ihrer eigenen Isoliertheit leben und Kinder zeugen und so weiter, und das alles ist Isoliertheit. Die Kooperation zwischen diesen beiden isolierten Wesen wird mechanisch; irgendeine Zusammenarbeit muss es geben, um überhaupt zu leben, um eine Familie zu haben, ins Büro oder in die Fabrik zu gehen und dort zu arbeiten. Aber sie bleiben zwei getrennte Wesen, mit ihren eigenen Glaubensüberzeugungen und Dogmen, ihrer Nationalität ... Sie kennen ja alle die Wandschirme, die der Mensch um sich herum errichtet hat, um sich von anderen abzusondern. Diese Isolierung ist der entscheidende Grund dafür, nicht in Beziehung zu sein. Und in einer solchen isolierten, sogenannten Beziehung wird Vergnügen am wichtigsten.

Sie können sehen, wie Vergnügen, wie Genuss in der Welt immer wichtiger und fordernder wird; denn jedes Vergnügen ist, wenn Sie genau hinsehen, ein Prozess der Isoliertheit. Man muss also die Frage nach Genuss im Zusammenhang mit Beziehung sorgfältig überlegen. Genuss ist ein Produkt des Denkens, nicht wahr? Sie haben genossen, was Sie gestern erlebt haben – Schönheit oder sinnliche Wahrnehmung oder sexuelle Erregung. Sie denken darüber nach, Sie bauen sich ein Image von diesem Vergnügen, das Sie gestern erlebt haben. Das Denken gibt also dem, was Sie gestern als Genuss erlebt haben und so bezeichnen, Nahrung und erhält es. So fordert das Denken heute die Fortsetzung des Vergnügens von gestern. Je mehr Sie daran denken, welche Erfahrung Sie gehabt haben, die Ihnen damals Freude bereitet hat, desto mehr tragen diese Gedanken dazu bei, eine Kontinuität von Freude und Wunschstreben aufrecht zu erhalten.

Wenn unsere Beziehung das Ergebnis von sexuellem Genuss ist oder von Freude an der Familie, an Besitz, an Beherrschung, an Macht, an der Angst, nicht beschützt zu sein, keine innere Sicherheit zu haben und deshalb immer nach äußeren Freuden zu suchen – welchen Platz hat Freude dann in Beziehung? Das Verlangen nach Genuss zerstört alle Beziehung, sei sie sexuell oder nicht. Und wenn wir es sorgfältig betrachten, beruhen alle unsere sogenannten moralischen Werte auf Freuden, obwohl wir diese in die rechtschaffen klingende Moral unserer ehrsamen Gesellschaft kleiden.

Wenn wir uns also fragen, wenn wir uns selbst ansehen, tief ansehen, stellen wir diese Selbstisoliertheit fest, dieses „Ich" und „mein", das Ego, das einen Schutzwall um sich herum aufbaut, und dieser Abwehrmechanismus an sich *ist* das Ich. Das ist Abschottung, das ist, was Fragmentierung erzeugt, diese bruchstückhafte Sichtweise des Denkers und seiner Gedanken. Wo steckt diese Freude also – die das Ergebnis einer Erinnerung ist, die durch das Denken aufrecht erhalten und genährt wird, durch ein Denken, das immer alt ist, das nie frei ist –, was hat dieses Denken, das seine Existenz im Genuss findet, mit Beziehung zu tun?

Bitte stellen Sie sich diese Frage, hören Sie mir nicht einfach nur zu – ich bin morgen abgereist und Sie müssen Ihr eigenes Leben führen. Der Sprecher hat überhaupt keine Bedeutung für Sie; es ist vielmehr wesentlich, dass Sie sich diese Fragen selbst stellen. Um sich solche Fragen selbst vorzulegen, müssen Sie wirklich sehr ernsthaft sein, Sie müssen ganz und gar danach suchen, grundlegend, denn nur wenn Sie ernsthaft sind, leben Sie wirklich. Nur wenn Sie tief und ernsthaft sind, öffnet sich das Leben, hat es Sinn, hat es Schönheit. Sie sollten diese Fragen stellen: Ist es eine Tatsache oder nicht, dass Sie mit einem Image leben, mit einer Formel, in einem isolierten Bruchstück? Ist nicht aufgrund dieser Isoliertheit die Angst mit ihren Schmerzen und Ihren Freuden als Ergeb-

nis des Denkens ihrer Absonderung erst bewusst geworde
Image versucht, sich mit irgendetwas Dauerhaftem zu ver
mit Gott, der Wahrheit, der Nation, der Flagge und so fort.

Wenn das Denken also alt ist – und es ist immer alt und deshalb niemals frei –, wie kann es dann Beziehung verstehen? Beziehung ist immer in der Gegenwart, in der lebendigen Präsenz, nicht in der toten Vergangenheit des Gedächtnisses, nicht in Erinnerungen an Freuden und Leiden; Beziehung ist jetzt *aktiv* und lebendig. In Beziehung zu sein bedeutet genau dies! Wenn Sie jemanden mit Augen anblicken, die voller Zuneigung sind, voller Liebe, dann gibt es sofort Beziehung. Wenn Sie eine Wolke mit Augen ansehen, die zum ersten Mal schauen, dann gibt es eine tiefe Beziehung. Wenn sich jedoch das Denken einschaltet, dann gehört die Beziehung dem Bild. Man fragt sich also: Was ist Liebe? Ist Liebe Freude, Genuss? Ist Liebe Verlangen? Ist Liebe eine Erinnerung an die vielen Dinge, die aufgebaut wurden, die aufgezeichnet und gespeichert wurden, im Hinblick auf Ihre Frau, Ihren Mann, Ihren Nachbarn, die Gesellschaft, die Gemeinschaft, Ihren Gott? Kann das Liebe genannt werden?

Wenn Liebe das Produkt von Denken ist, wie es bei den meisten Menschen der Fall ist, dann wird diese Liebe eingezäunt und verfängt sich in einem Netz von Eifersucht, Neid, dem Wunsch, einen anderen zu beherrschen, zu besitzen und besessen zu werden, im Verlangen, geliebt zu werden und zu lieben. Kann darin Liebe für Einen und für die Vielen sein? Wenn ich einen Menschen liebe, zerstöre ich damit die Liebe für andere? Und da für die meisten von uns Liebe Vergnügen ist, Gesellschaft, Bequemlichkeit, der Rückzug in die Familie und das Gefühl des Geborgenseins dort, gibt es dann eigentlich überhaupt Liebe? Kann ein Mensch, der an seine Familie gebunden ist, seinen Nächsten lieben? Sie können über Liebe theoretisch sprechen, zur Kirche gehen und Gott lieben – was immer das bedeuten mag – und am nächsten Tag ins Büro marschieren und Ihren Kollegen in Grund und Boden kritisieren, weil Sie mit ihm konkurrieren und seine Stelle wollen, seinen Besitz, weil Sie sich im Vergleich zu ihm besser stellen wollen. Wenn sich also all diese Dinge von morgens bis abends in Ihnen abspielen, sogar noch in Ihren Träumen, während Sie schlafen, können Sie dann in einer echten Beziehung sein? Oder ist die Beziehung etwas völlig anderes?

Beziehung kann nur dann bestehen, wenn das Ich völlig losgelassen wird. Wenn das „Ich" nicht mehr ist, dann stehen Sie in Beziehung, dann gibt es keinerlei Trennung oder Spaltung mehr. Wahrscheinlich haben wir das noch nicht gespürt, diese vollständige Leugnung – nicht die intellektuelle, sondern die tatsächliche – und totale Beendigung des Ichs. Und vielleicht ist es genau das, was die meisten von uns suchen, in der Sexualität oder durch die Identifikation mit etwas Größerem. Aber auch der Prozess der Identifikation mit etwas Größerem ist das Produkt des Denkens. Und Denken ist alt, wie das Ich, das „mein", das Ego. Es gehört dem gestern an, es ist immer alt. Da erhebt sich die Frage: Wie ist es möglich, diesen isolierenden Prozess völlig loszulassen, diesen Vorgang, der sich nur um „Ich" und „mein" dreht? Wie schafft man das? Verstehen Sie die Frage?

Wie kann das Ich – dessen alltägliche Beschäftigung Angst ist, Sorgen, Verzweiflung, Kummer, Verwirrung und Hoffnung – wie kann das Ich, das sich von anderen trennt – durch Identifikation mit Gott, mit seinen Konditionierungen, mit seiner Gesellschaft, mit seinen sozialen und moralischen Handlungsweisen, mit dem Staat und so fort – , wie kann das Ich sterben, wie kann es verschwinden, damit das menschliche Wesen in Beziehung gelangen kann? Denn wenn wir nicht in Beziehung sind, dann leben wir im Krieg gegeneinander. Vielleicht töten wir uns nicht buchstäblich, weil das zu gefährlich würde. Wie können wir so leben, dass es keine Trennung gibt, dass wir wirklich miteinander kooperieren?

Es gibt so viel zu tun in der Welt: die Armut beseitigen, glücklich leben, voller Entzücken leben anstatt in Agonie und Angst, eine ganz andere Form der Gesellschaft aufbauen, eine Moral, die sich über die übliche Moral erhebt. Das alles funktioniert jedoch nur dann, wenn die Moral der heutigen Gesellschaft völlig abgelehnt wird. Es gibt so viel zu tun und das kann nicht getan werden, wenn ständig dieser Prozess abläuft, der uns trennt. Wir sprechen von „Ich" und „mein" und dem „anderen" – der Andere ist jenseits der Mauer, das „ich" und das „mein" sind diesseits der Mauer. Wie kann man also das Wesen der Abgrenzung und des Widerstands, das im Ich steckt, vollständig loslassen? Das ist die wirklich fundamentale Frage für jede Art von Beziehung, wenn man sieht, dass die Beziehung zwischen Bildern keinerlei echte Beziehung darstellt und dass in einer solchen Beziehung Konflikte entstehen und wir uns gegenseitig an die Gurgel gehen.

Wenn Sie sich diese Frage stellen, werden Sie unweigerlich sagen: „Soll ich in einem Vakuum leben, einem Zustand der Leere?" Ich frage mich, ob Sie jemals erlebt haben, was es bedeutet, einen Verstand, einen Geist zu haben, der ganz leer ist? Sie haben bisher in dem Raum gelebt, der vom Ich geschaffen wird; das ist ein sehr kleiner Raum. Der Raum, den das Ich, das einen sich selbst isolierenden Prozess bildet, zwischen sich und einer anderen Person geschaffen hat, das ist der ganze Raum, den wir kennen. Es ist der Raum zwischen dem Ich und seinem Umkreis, der wie eine Grenze ist, die das Denken gebaut hat. Sie sagen: „Wenn ich das Ich loslasse oder wenn ich das Zentrum des Ichs verlasse, werde ich dann in einem Vakuum leben?" Haben Sie jedoch jemals das Ich wirklich losgelassen, so dass es gar kein Ich mehr gibt? Haben Sie jemals in dieser Welt so gelebt, sind Sie in diesem Bewusstsein ins Büro gegangen, haben Sie mit Ihrer Frau oder Ihrem Mann je in diesem Geist gelebt? Wenn Sie das erfahren haben, dann werden Sie wissen, dass es einen Zustand von Beziehung gibt, in dem das Ich nicht existiert, der keine Utopie darstellt, der kein Traum ist und kein mystisches, unsinniges Erlebnis, sondern etwas, was tatsächlich verwirklicht werden kann: in einer Dimension zu leben, auf einer Ebene, wo es Beziehung zu allen Menschen gibt.

Das kann allerdings nur geschehen, wenn wir verstehen, was Liebe ist. Und um so zu sein, um in diesem Zustand zu leben, muss man die Freuden des Denkens verstehen und den Mechanismus, der dahinter steckt. Dann kann man mit einem Blick diesen Mechanismus erfassen, den man für sich und um sich herum aufgebaut hat; man muss sich damit gar nicht analytisch Punkt für Punkt beschäftigen. Jede Analyse ist fragmentarisch und deshalb findet man hinter dieser Tür keine Antwort.

Es gibt dieses riesige, komplexe Problem der Existenz, mit all ihren Ängsten, Sorgen, Hoffnungen, flüchtigem Glück und Freuden, aber Analyse wird das nicht lösen. Das gelingt nur, wenn man alles als Ganzes mit einem Blick und geschwind erfasst. Sie wissen doch, dass Sie etwas nur dann verstehen, wenn Sie sehen, wenn Sie schauen – nicht in Form eines lang anhaltenden, trainierten Beobachtens, wie es der geübte Blick des Künstlers tut, des Wissenschaftlers oder des Menschen, der lange übt, so zu sehen –, sondern wenn Sie etwas mit vollständiger Wachheit und Bewusstheit anschauen, so dass Sie das Ganze mit einem Blick erfassen. Und dann stellen Sie fest, dass Sie draußen sind, dass Sie aus der Zeit heraus sind. Die Zeit hält inne und deshalb enden die Sorgen. Ein Mensch voller Sorgen und Angst ist nicht in Beziehung. Wie kann ein Mann, der Macht erstrebt, in Beziehung stehen? Er hat vielleicht eine Familie, schläft mit seiner Frau, aber er ist nicht in Beziehung. Ein Mensch, der mit einem anderen konkurriert, hat keinerlei Beziehung. Und unsere gesamte gesellschaftliche Struktur mit ihrer Unmoral basiert auf Wettbewerb. Grundlegend und vom Wesen her in Beziehung zu sein bedeutet, dass das Ich, das Trennung und Kummer erzeugt, aufgehört hat zu bestehen.

Talks in Europe 1968, S. 78–88

Bibliographie

The Collected Works of J. Krishnamurti, zuerst erschienen bei Kendall/Hunt, 1991–1992. Copyright © KFA 1991/1992 (Krishnamurtis Gesammelte Werke; englische Originalausgabe; deutsche Titel sind nur zum besseren Verständnis erwähnt)

Vol. I (1933–34) *The Art of Listening* (Die Kunst des Zuhörens)

Vol. II (1933–35) *What is Right Action?* (Was ist richtiges Handeln?)

Vol. III (1936–44) *The Mirror of Relationship* (Der Spiegel der Beziehung)

Vol. IV (1945–48) *The Observer is the Observed* (Der Betrachter ist der Betrachtete)

Vol. V (1948–49) *Choiceless Awareness* (Entscheidungslose Achtsamkeit)

Vol. VI (1949–52) *The Origin of Conflict* (Der Ursprung von Konflikten)

Vol. VII (1952–53) *Tradition and Creativity* (Tradition und Kreativität)

Vol. VIII (1953– 55) *What Are You Seeking?* (Wonach suchen Sie?)

Vol. IX (1955–56) *The Answer is in the Problem* (Die Antwort ist im Problem enthalten)

Vol. X (1956–57) *A Light to Yourself* (Sich selbst ein Licht)

Vol. XI (1958–60) *Crisis in Consciousness* (Krise im Bewusstsein)

Vol. XII (1961) *There Is No Thinker, Only Thought* (Es gibt keinen Denker, nur Denken)

Vol. XIII (1962–63) *A Psychological Revolution* (Eine psychologische Revolution)

Vol. XIV (1963–64) *The New Mind* (Der neue Geist)

Vol. XV (1964–65) *Dignity of Living* (Würde des Lebens)

Vol. XVI (1965–66) *The Beauty of Death* (Die Schönheit des Todes)

Vol. XVII (1966–67) *Prenennial Questions* (Zeitlose Fragen)

Commentaries on Living, Series I, II, III, Quest Books, 1967 (Kommentare zum Leben) Copyright © KFA, 1956

Conversations, Krishnamurti Foundation Trust, 1970 (Gespräche) Copyright © KFT, 1970

A Dialogue With Onself, Krishnamurti Foundation Trust, 1977 (Dialog mit sich selbst) Copyright © KFT, 1977

Education and the Significance of Life, Harper & Row, 1981 (Erziehung und die Bedeutung des Lebens) Copyright © KFT, 1953

The First and Last Freedom, HarperSanFrancisco, 1975 (Die erste und die letzte Freiheit) Copyright © KFA, 1954

The Flame of Attention, Harper & Row, 1984 (Die Flamme der Bewusstheit) Copyright © KFT, 1983

Freedom From the Unknown, Harper & Row, 1969 (Befreiung vom Unbekannten) Copyright © KFT, 1969

Meeting Life, HarperSanFrancisco, 1991 (Dem Leben begegnen) Copyright © KFT, 1991

Mind Without Measure, Krishnamurti Foundation India, 1990 (Geist ohne Maß) Copyright © KFT, 1983

The Network of Thought, Harper & Row, 1982 (Das Netzwerk des Denkens) Copyright © KFT, 1982

On Relationship, HarperSanFrancisco, 1992 (Über Beziehung) Copyright © KFT, 1992

Questions and Answers, Mirananda, 1982 (Fragen und Antworten) Copyright © KFT, 1982

The Second Penguin Krishnamurti Reader, Penguin, 1986 (Zweite Krishnamurti-Anthologie bei Penguin) Copyright © KFT, 1970, 1971

Talks in Europe 1968, Servire, 1969 (Gespräche in Europa 1968) Copyright © KFT, 1969

Think on Those Things, HarperPerennial, 1989 (Denken Sie darüber nach) Copyright © KFT, 1964

The Wholeness of Life, Harper & Row, 1981 (Die Ganzheit des Lebens) Copyright © KFT, 1979